「これ」だけ意識すればきれいになる。

――自律神経美人をつくる126の習慣

Contents

第2章 「食」 「自律神経美人」をつくる食べ方

第3章 「水」 目指すのは「水美人」

第4章 「呼吸」ゆっくり深い呼吸で副交感神経を上げる

Contents

第5章 「運動」 すぐ簡単にできるのが「真の健康法」

第6章 「睡眠・入浴」 よい眠りと入浴法でストレスをなくす

Contents

第10章 「メンタル」

「意識」することで自律神経の乱れを整える

Contents

Contents

ブックデザイン　山本知香子

構成　藤原理加

はじめに

僕たち医師は、みなさんからよく「最終的な健康とは、何ですか?」と聞かれます。その質問に、僕は今回、はっきりと「細胞のすみずみにまで、質のいいきれいな血液を流すこと」とお答えします。

細胞のすみずみにまで質のいいきれいな血液が流れるようになれば、すべての臓器がよくなるので、まずは体調がものすごくよくなります。特に肝臓のファンクション(＝機能)は格段に高まるので、元気になり、疲れにくくなります。また、肝臓と血液は、肌や髪の若さと美しさにダイレクトに影響するので、くすみ、たるみのない美肌、艶《つや》やかな美髪になります。さらに、体に余分な脂肪や水分が溜まらなくなるので、太らなくなります。

つまり、「細胞のすみずみにまで、質のいいきれいな血液を流すこと」とは、最終的な健康法になると同時に、究極の美容法・老化防止（＝アンチエイジング）にもなるのです。

ですから、みなさんが望む究極の美の状態というのも、きれいな血液を細胞のすみずみにまでいきわたらせている状態なのです。

でも、「細胞のすみずみにまで、質のいいきれいな血液を流す」には、いったいどうすればいいのでしょうか？

その答えが、この本のテーマである「自律神経のバランスを高いレベルで安定させ、整える」ということです。

自律神経が整えば、質のいいきれいな血液が細胞のすみずみまでいきわたり、究極の〝インナーケア〟が、実現できます。結果、美しい肌、髪、アンチエイジングにもつながるのです。

また、心のバランスが安定して、自らのパフォーマンスも驚くほどアップできます。

そうすれば、仕事も恋愛も、より以上に、よい結果を得ることができるでしょう。

つまり、**自律神経を整えることこそが、人生を最高に美しく幸せにする鍵。**

しかし、それは、決して難しいことではありません。

特別な運動も、器具も、ダイエットも、サプリメントも、必要ありません。

誰でも、この本を手にとった瞬間から、自分を美しく幸せな方向にチェンジできる――。

この本は、それを何よりのテーマとして、すべての美しく幸せになりたい女性に贈りたいと思っています。

「自律神経美人」になるために、これだけは知っていただきたいこと

「ゆっくり、楽に」がキーワード

「自律神経」という言葉は、聞いたことがあるけれど、よくわからない――。多くの方は、そうだと思います。では、自律神経とはいったい、どういうものなのでしょうか?

自律神経とは、一言でいえば、内臓器官のすべて、特に血管をコントロールしている神経です。また、生命活動に欠かせない「呼吸」も、じつは、自律神経がコントロールしています。つまり、自律神経とは、私たちの生命活動の根幹=「ライフライン」を支えるもの。

そして、自律神経は、交感神経と副交感神経の2種類の神経から構成されています。交感神経は、車にたとえればアクセルです。交感神経の働きが上がると、体はアクティブな状態になります。血管はきゅっと収縮し、血圧が上昇し、アグレッシブな気分が増したり

します。

副交感神経は、車にたとえればブレーキです。副交感神経の働きが上がると、体はリラックスした状態になります。血管は適度な状態でゆるみ、血圧は低下し、穏やかな気分が増したりします。

そして、心と体が、最もよい状態で働くのは、この交感神経と副交感神経の両方が高いレベルで安定している状態のとき。ですから、「自律神経を整える」＝「交感神経と副交感神経のバランスを整える」ということ。

そして、意識的に自律神経のバランスを整えることで、本当にすべてがよい方向に変わります。

健康に美しくなることはもちろん、自分のパフォーマンスも、それまでの１００％以上引き出せるようになります。体調だけでなく、心のバランスも安定するので、人から信頼され、愛されるようになります。

僕は長年、プロスポーツ選手をはじめ、文化・芸能など、その道で一流といわれる方々にさまざまなアドバイスをさせてもらってきましたが、「超一流」といわれる人ほど、自律神経が高いレベルで整っていました。また、女性の方々でいえば、いつも若々しくチャーミングでエレガントな人ほど、絶対といっていいくらい、自律神経のバランスが高いレベルで整っています。

つまり、自律神経こそが、すべての美と健康＝幸福な人生の鍵なのです。

しかし、先程も述べたように「自律神経を整える」ということは、それほど難しいことではありません。

まずは、この本の第1章「腸」で述べているように、自律神経とダイレクトに関わりのある「腸」（＝あまりにも重要な器官のため、第2の脳ともいわれています）の調子を整える。さらに、日常の中でちょっとしたことを意識する――。つまり、この本で述べるさまざまな方法を、ゆっくり楽しく実践していただければ、誰でも必ず、自律神経が整います。

しかも、「自律神経のリカバリーショット」は、年齢にも関係ありません。ほとんどの人は、だいたい2週間～1カ月で、まさに人生が変わるような、心ときめく効果を実感できるはずです。

でも、くれぐれも焦らないでください。自律神経の一番の大敵は、ストレスです。

もしもつらいこと、うまくいかないことがあったら、一度立ち止まって、**ゆっくり呼吸をする。ゆっくり微笑《ほほえ》む。ゆっくり動く。ゆっくり生きる**――。

そうすれば、健康も美も仕事や人間関係も、すべてがいい方向に変わっていきます。

さあ、「自律神経」を意識しただけで、みなさんの体と心は、もうすでに50％は、変わっています。

なぜなら、意識するだけで、自律神経は、とてもいい方向に動き出すからです。

そして、残りの50％を埋めるのが、これから述べる、ふだんの日常の中で気軽に簡単に実行できる、さまざまな方法です。

では、ぜひ、「ゆっくり、楽に」チャレンジして、みなさんの人生を美しく輝かせてください。

「ゆっくり、楽に」

それこそが、最新の医学データに基づいた、究極の「自律神経美人」になるための、最善・最高の近道なのです。

Chapter 1

「腸」

腸を整えれば人生が変わる

「腸」の健康が、きれいのもとを形づくる

近年、美容の世界でも、〝インナーケア〟ということがたいへん注目を集めています。本当の美しさを得るためには、表面的なことよりもまずはインナーケア＝体の中からきれいにしていくことが大事だということは、僕もまったく同感です。

そして、「究極のインナーケア」の鍵になるのが、じつは「腸の健康」なのです。**体の中にとり入れた栄養素を吸収し、毒素を排出してくれる腸は、「第2の脳」ともいわれるほど、大切な器官です。**しかも自律神経のバランスを整えるためにも、「腸」はとても重要な役割を果たします。なぜなら腸内環境をよくして腸がきちんと動くようになれば、副交感神経の働きも格段に高まるからです。

ですから、腸を整えれば人生も変わります。

これは決して、大げさな表現ではありません。

私は現在、順天堂医院で「便秘外来」も担当しているのですが、そこで日々、便秘に悩む患者さんに接して感じること、それがまさに「腸の環境を変えると、人生も変わる」ということだからです。たとえば初診のときと2回目では、みなさん、入ってくるときの表情がまったく違います。まるで「世も末だ……」というふうな暗い感じだったのが、見違

えるように生き生きと明るく変わっている。それはじつは、「便秘を解消する＝腸を健康にする」ことによって、腸の働きに最も大切な副交感神経の働きが高まり、「乱れていた自律神経のバランスが整った」からなのです。

でも、腸は、とても精神的な影響を受けやすい器官です。たとえば「仕事や人間関係のストレスで便秘になった」「大事な会議の前はいつも下痢になってしまう……」というのは、このパターンです。そして、腸の状態が悪くなると、副交感神経の働きが下がり、血管が収縮して、末梢まで血液が流れにくくなり、心も体もますます調子が悪化して、肌アレやたるみ、くすみなども引き起こしてしまう——、まさに悪循環です。

ですから、いかに腸の環境をよくしていくかが「自律神経美人」になるための第一歩、みなさんを根本から美しく変身させてくれる1番目の鍵なのです。

きれいな腸のポイントは、起きぬけの1杯の水と朝食

このあとの「食」や「生活習慣」の章でも詳しく述べますが、腸と自律神経を最高の状態に整えるためには、朝の過ごし方は、とても大切です。

なかでも、起きぬけに飲む1杯の水と朝食のとり方は、腸をきれいにするための最も大きなポイントになります。

最近は朝食抜きという人も多いようですが、**腸美人＝自律神経美人になるためには、朝、昼、晩と、一日3食をとること。**なぜなら、自律神経は「リズム」も大切だからです。つまり、朝、昼、晩と3回の食事をとることで、腸に規則的な＝リズミカルな刺激を与えることが、とても大事なのです。

ただ、そうはいってもあまり時間のない朝にしっかり朝食をとることはなかなか難しいですよね？　でも、そういう人でもバナナ1本なら手軽にとれます。しかも、**バナナは腸内環境を整えるためにはとても効果的な食材です。**かつて僕がイギリスの大学病院に留学していた折、「子供がガビョウを飲んじゃった」というときに向こうの医師が一言、「Take a banana!（バナナを食べなさい）」と指示することに非常に驚いたのですが、バナナはそれぐらい、腸の流通＝便通をよくしてくれる食べ物なのです。また、バナナは美容に有効なミネラルもたっぷり含んでいるので、まさに一石二鳥。朝食には本当におすすめの食材です。

腸をきれいにすれば痩せ体質に変われる

また、腸を健康にする＝腸内環境を整えることは「究極のダイエット法」でもあります。「便秘外来」に通いはじめた人はみなさん、口をそろえたように「肌がきれいになった」「体重がどんどん減ってきた」「食べても太らなくなった」——と言われます。特別なダイエットをしたわけでも、高価な化粧品を使ったわけでもないのに、です。

つまり、「腸の環境をよくする」ことは、最も手軽な美容法であり、究極のダイエット法でもあるわけなのです。

それはいったいなぜなのでしょう？

その理由は、「太るメカニズム」を知ると、よくわかります。私たちが口にした食べ物の栄養素は、ほぼすべて「腸」で吸収されます。でも、ストレスや暴飲暴食などによって**腸内環境が悪くなると、本来は全身の細胞にまんべんなく送られるはずの栄養素が、すべて脂肪に流れてしまいます。**その結果、そんなにたくさん食べなくても、皮下脂肪や内臓脂肪がどんどん溜まっていくことに——。「そんなに食べているわけではないのにすぐ太ってしまう」という人は、じつはこのパターンなのです。一方、腸内環境が整っていると、食べた栄養素がきちんと全身の細胞にいってくれるので、皮下脂肪や内臓脂肪には溜まらなくなる――。「特別なダイエットをしなくても痩せられた」「いくら食べても太らなくなった」という人は、このパターン。ですから、本当に痩せる体質に変わるためには、カロリー制限や運動だけでは足りない。まずは、「腸内環境を整える」＝「腸をきれいにすること」が大切というわけなのです。

腸の「日和見菌」を味方につけて冷え、肩コリ、イライラを改善

私たちの腸の中には、たくさんの菌がいます。腸内環境を整えてくれる善玉菌は全体の2割。悪玉菌は1割。そして、腸の状態によって、どちらにも転んでしまう「日和見菌《ひよりみ》」が7割。どんなにきれいな腸の人でも、基本はこのバランスです。

でも、ストレスや睡眠不足、喫煙、過度の飲酒などで、「日和見菌」が悪玉菌に変わると、腸内環境はとたんに悪い状態（＝便秘や下痢の状態）になってしまいます。そうすると、腸でうまく排出できなかった食べ物のカス＝「毒素」が「門脈」という血流に乗って肝臓にいき、そこから心臓にいき、さらには全身に回ってしまう。つまり、質のよいきれいな血液ではなく、毒素で汚れたままのドロドロの血液が全身に回ってしまうのです。そ

の結果、太りやすくなるだけではなく、肌アレになったり吹き出ものができたり、髪がパサついたり、さらには、全身がだるく疲れやすくなったりしてしまうのです。

でも、どうぞ安心してください。これから述べる方法を意識すれば、みなさんの腸は必ずきれいになります。そして腸がきれいになると、肌や髪が美しくなるだけでなく、冷え性や肩コリなどの症状もどんどん改善されていきます。

その理由は大きく分けると2つ。ひとつ目は、体の中に毒素が溜まらなくなり、結果、質のよいきれいな血液ができること。2つ目は、腸がきちんと動くことで自律神経も整い、細胞のすみずみまで血が巡り、血行がとてもよくなること。

ですから、「腸」を変えると心も体もよい方向に変わり、結果、冷え性や肩コリやイライラもよくなっていくというわけなのです。

腸が整っていなければ高価なサプリや化粧品は無駄

「肝臓」も、若さと美しさを司る、とても大切な器官です。肝臓がきちんと機能していれば、全身の血液はよりきれいな質のよいものになり、結果、瞳は生き生きと輝き、肌も髪も美しく艶やかになります。また、スタミナがつき、疲れにくい体にもなります。

けれども、そんな肝臓をちゃんと機能させるためには、まずは「血液をつくる大もとである腸」を整え、肝臓に質のいいきれいな血を送らなければなりません。

ですから、本気できれいになりたいという人はもう一度、自分の「腸」を意識していただきたいのです。「いつまでも若くきれいでありたい」「肌や髪を美しくしたい」「生き生きとした目力のある目になりたい」というのであれば、**高価な化粧品やサプリメントに目を向ける前に、まずは自分の腸に目を向けることです。**なぜなら、**腸が整っていなければ、いくら高価なサプリメントを飲んでも高価な化粧品をつけても、その有効成分はほとんど体内に吸収されない。**もっといえば、腸が汚れている状態＝大もとの血液がドロドロの状態のままでは、どんなに高価なサプリや化粧品でカバーしても、ほとんど意味がないのです。

もしもみなさんがすでに高価なサプリメントや化粧品を使っていらっしゃるなら、それを無駄にしないで、せっかくの効果を１００％活用するためにも、「まずは腸を整えること」を意識してください。

腸をリセットする、自宅でできる断食法

体の中を掃除する＝腸のデトックスのための「断食」。たしかに、いったん腸を空っぽにして、悪玉菌でいっぱいになってしまった腸を「リセットする」という意味での断食は、1回であれば僕はそれほど否定しません。けれども「腸洗浄」と同じで、**断食も何回も繰り返し行うのはむしろ逆効果です。**

腸というのは、毎日きちんと動き続けて自らの力で栄養素を吸収し、毒素を排出してこそ、本来の姿です。それを断食や腸洗浄で無理やり空っぽにするのは、腸の本来の力を低下させることにもなりかねないからです。

また、ダイエットのために断食をするというのも、ナンセンスです。それは過度なダイエットと同じで、腸をますます悪くします。しかも、自律神経も乱れ、血液もドロドロになります。ですから、たとえ「断食」で一時的に痩せたとしても、もとの食生活や環境に戻れば「たちまちリバウンド」ということになってしまうのです。

そこで、どうしてもいったん腸をリセットしたいという人には、自律神経を乱さないで確実に腸をリセットできる「究極の断食法」をおすすめします。

その方法は２つ。**ひとつ目は、まる1日＝24時間、水だけを飲み、他は何も口にしない**

こと。これだけで十分、腸はリセットされます。

2つ目は、3日間かけてゆっくりリセットする方法です。朝は、バナナ、ヨーグルト、水。昼はサラダ。夜は鰹節を軽くかけたおかゆ。これを3日間。バナナは何本食べてもいいですし、ヨーグルトも何杯食べても大丈夫。そして、もしも夜、おかゆをつくるのが面倒であれば、サラダに替えてもかまいません。

これなら、誰でも、あまりストイックになることもなく、自宅で無理なくできそうですよね？　でも、その効果はお約束します。これを1回、3日間やっただけで、もうあっという間に、みなさんの腸はきれいになりますよ。

下剤を飲む前に本当に便秘なのか見直す

「便秘外来」にいらっしゃる患者さんにもよく言うのですが、快便になるためには、「快便を意識しない」ことも、重要です。**本当の快便とはどういう状態かといえば、排尿と一緒で、「意識しないで自然にするもの」なのです。**しかも、毎日出る必要もありません。人によっては2日に1回とか3日に1回でも、全然、OKです。それで余計なものがすべてきれいに出ているのなら、それがその人の「快便」なのです。

それなのに、毎日出ないとダメだと思い込み、下剤をどんどん増やして、結果、腸に炎症を起こし、何の問題もなかった腸を悪くしてしまう。僕のところにもそんな患者さんがたくさんいらっしゃいます。

でも、下剤は「強烈な刺激剤」ですから、よほどのことがない限り、使わないほうがいいのです。ですからぜひ、下剤を飲む前に、もう一度、自分は本当に便秘なのかどうかを見直してください。本当にきれいになるためには、僕としては、下剤よりもまず腸の環境を整えることを、おすすめします。

便秘よりも注意したいこと

みなさんの腸の健康を見直すためには、便秘よりもむしろ「下痢」に注意していただきたいと思います。お酒を飲みすぎたり、食べすぎたり、そういうことで下痢になるのは、理由がはっきりわかっているのであまり問題ありません。

でも、そうではないのになぜか下痢がずっとつづく場合は、たとえば「オーバーフロー・インコンティネンス」（Overflow incontinence）という状態になっている可能性が高い。そして、この状態になると、一見、下痢のような症状が出るのですが、じつは直腸の奥のほうで便が詰まってしまっているのです。でも、それがわからずに、どんどん「下痢止め」を飲む。そうするとさらに腸の中に悪い菌が溜まり、腸が動かなくなり、結果、詰まったすき間から失禁のように便が漏れてくる――。今、そのために、オムツをしている若い女性もけっこう増えています。ですから、そんな人は、いち早く医師に相談してください。そういう人でも、正しい処置をして、詰まっていた便を出してしまえば、ちゃんと腸は整います。

また、今、「過敏性腸炎」による下痢に悩んでいる人も、かなりたくさんいらっしゃいます。**緊張したり、環境が変わったりすると、急にお腹が痛くなる。じつは、これこそまさに自律神経の乱れから起こる症状です。**ですから、そういう人は、悪玉菌が増えてしまった腸をきれいにすることと同時に、特に自律神経を整えることを意識してください。水を一口飲んだり、ガムを噛んだり、1：2の呼吸をしたり――、特にこの本の第9章「生活習慣」で述べているような日々の習慣を意識してみる。そうすれば、意外に簡単によくなります。

ストイックな生き方はきれいな腸をつくらない

腸をきれいに整える＝自律神経を整えるためには、あまり「あれもダメ」「これもダメ」と神経質になるのは、逆効果です。現代社会に生きていると、ただでさえいろいろなストレスに晒《さら》されます。そこにさらに「何時に寝なければいけない」「何時に何を食べなければいけない」というような新たなストレスを加えるのは、僕から言わせれば、本当にナンセンスです。

腸を整え、誰からも愛される「自律神経美人」になるためには、まず楽に生きること。

ストイックすぎる生き方は、本当に腸によくありません。ですから、「楽な方法で、幸せに美しく健康に」ということが、僕が今回この本で最も伝えたいことのひとつなのです。

そして、「楽な健康」というのは、決して「手抜き」という意味ではありません。「楽な健康」というのは、本当の意味で自分を大切にし、自律神経を整えるポイントを上手に意識して、「ゆるやかに、ゆとりを持った生活をしてください」ということです。

生真面目で努力家の人ほど、「ストイックになりすぎる→自分を否定していじめる→自律神経のバランスが乱れる→腸内環境が乱れる」という落とし穴に陥りがちです。ですから僕は、そういう人こそ、この本をきっかけに、「何々をしなければならない」ということから解放された、のびのびと自由で生き生きと美しい「楽な生き方」に変わっていただきたいと願っています。

ガスはきれいのサイン

腸を整える生活に変えてしばらくすると、臭くないガスがどんどん出てくることがあります。「便秘外来」の患者さんでも、乳酸菌の整腸剤を出して、第2章「食」や第5章「運動」でご紹介している食事法やツイスト運動などをアドバイスすると、だいたい、3割ぐらいの方はこう訴えてきます。「先生、ガスが出て困ります」「お腹が張って困ります」。

でも、それはじつは、とてもいいサインなのです。**ガスが出るということは悪玉菌が死んでいるという証拠です。**そして、いよいよ腸がしっかり動きはじめたということです。

ですから、匂わないガスが出はじめたら、それは「きれいのサイン」だと思ってください。

水を飲みすぎてもむくまない方法

この本の第3章「水」のところでも詳しくご紹介していますが、腸を整え、自律神経を整えるためには「できるだけこまめに水を飲む習慣をつけること」が、とても大切です。バッグの中にも仕事のデスクの上にも、必ず水を置いておく。そして、気がついたときには必ず一口飲むという習慣をつける。そうすれば、腸も自律神経も本当に整ってきます。

でも、そう言うと、時々、「水を飲みすぎるとむくむのが心配です」と言う人がいます。

しかし、それは間違った認識です。**これまで言われてきた「水を飲みすぎるとむくむ」=「水太り」というのは、水をたくさん飲んだから太ったのではなく、腸の環境が悪いために、その水がきちんと細胞に吸収されないからむくむ=太るということなのです。**

「むくむ」というのは、どういうことかといえば、本来なら細胞にいかなければならない水が、「間質」といわれる細胞と細胞のすき間にどんどん溜まってしまう状態です。腸が乱れ、自律神経が乱れると、血管が収縮します。そうすると、本来ならば血管に吸収されて細胞の中に運ばれるはずの水分が、細胞にいかず、細胞のすき間=間質に溜まってしまう。だから、体も顔も全体的にむくんではれぼったくなってしまう――。でも、このときじつは細胞自体は潤いを失ってカサカサになっているのです。

朝起きると、いつも顔のむくみや目のはれぼったさが気になるという人も、腸の環境をよくし、自律神経を整えれば、本当に、見違えるようにすっきりしてきます。

サプリメントで気軽に飲んでいいのは乳酸菌だけ

よく、ほとんど食事をしないで、サプリメントばかりを飲んでいる人がいますが、じつはサプリメントは、安易に飲むととても危険です。肝障害が起きたり、他にもさまざまな健康被害が起こっています。

サプリメントというのは、あくまでも「何かが足りないから補う」というものです。でも、ほとんどの人はそれが十分足りているのに、さらにサプリメントでビタミンやミネラルをとりすぎてしまい、逆に美や健康を損なっているのです。

ですから、サプリメントを飲むときは、よくよく注意が必要です。**素人判断でいたずらにサプリメントを飲むのは絶対に避けていただきたい。**サプリメント的なものの中で唯一、気軽に飲んでいいのは、腸内環境を整える乳酸菌だけです。特に病院処方の乳酸菌は効果が高いのですが、市販のものでも大丈夫です。

また、たとえば肌によいといわれているコラーゲンやビタミンCなど、それ自体は悪くない、むしろよいものであったとしても、腸内の環境が悪ければその有効成分が吸収されないので、何の意味もありません。ですから、やはり、サプリメントよりもまずは腸を整えること。そして、最高に腸を整えるためには、第2章「食」、第5章「運動」、第9章「生活習慣」を、特に意識してみてください。

＊巻末に、みなさんの腸年齢がすぐわかる問診表を入れておきました。それもぜひ参考にしてみてください。

Chapter 2

「食」

「自律神経美人」をつくる食べ方

究極のダイエットとは、健康に痩せること

美しくなる食事法を意識するとき、まずは絶対に忘れないでいただきたいこと。それは「食事とは、本来、とても楽しいものだ」ということです。食事は生命を維持するために必要な栄養素を摂取するというだけでなく、人生や仕事や恋愛を、より美しく豊かに充実させるためのモチベーションを高めてくれる、心から楽しいもののはず。ですから僕は、「食事法」においても、「これはダメ」「あれはダメ」というようなうるさいことは、あまり言いたくありません。ポイントは、ひとつだけ。大切なのは、「いかに腸を整え、自律神経のバランスを整える食事法を意識するか?」ということだけです。

それは、ダイエットも同じです。なぜなら、みなさんを本当に美しく輝かせてくれる究極のダイエットとは、「楽しく健康に痩せること」、それ以外にはないからです。

今、世の中には、じつにさまざまなダイエット法があります。ですが、残念ながらそのほとんどは本当にきれいになれるダイエットではありません。**ごはんを食べなければ誰でも痩せます。油や炭水化物を抜いてももちろん痩せます。でも、それではまったく美しくはなれない。**なぜなら、そんな極端なダイエットをしていると、まずは腸内環境がどんどん悪くなり、自律神経も乱れます。その結果、血液がドロドロになり、細胞は干からび、

肌や髪はパサパサになってしまうからです。しかも、そんな極端なダイエットをすると、腸がすっかりダメになっていますので、ダイエットをやめるとたちまち前以上に太ってしまいます。

いつもダイエットとリバウンドを繰り返している人は、つまり、この状態というわけなのです。

一方、**腸と自律神経を整える「究極のダイエット」をすると、肌はつやつやに、全身の細胞はぷるぷるにみずみずしく整っていきます。**その中で、気がつけば自然に無駄な脂肪も落ち、体重もバランスよく減っていきます。しかも、その効果は早い人であれば2週間で確実に実感できます。

極端なダイエットや断食、極端なトレーニング——、これらはすべて、美の大敵です。なぜなら、「急激な変化」というのも、自律神経をものすごく乱してしまうからです。ですから、「ゆっくりとバランスよく」、これも究極のダイエットのキーワードなのです。

好きなものを腹7分目で食べる

腸と自律神経を整え、健康にきれいに痩せる。その一番の基本は、やはり、「楽しく食べること」です。できるだけストレスをかけず、楽しみながら、そのとき自分が好きで食べたいものを腹7分目をめどに食べる。これが、僕がおすすめする最高に無理のない太らない食べ方です。

たとえば、いくら体にいいといっても毎日野菜だけを食べなければいけないとなったら、お肉好きの人はものすごくつらいですよね？　そして、そういうふうにストレスがかかると、自律神経のバランスが乱れて、せっかく体にいいと思って食べた野菜もちゃんと吸収されません。しかも、**ストレスがかかった状態で食べると、そのカロリーは全部、脂肪のほうにいってしまいます。**ほとんど水しか飲んでいないのにどんどん太っていくという人は、このパターン。

また、「ストレス太り」といわれる人も同じです。ストレス太りといわれる人は、食べすぎよりも、じつはストレスによる腸と自律神経の乱れが原因というケースが、とても多いのです。

でも、そういう人でも、**乳酸菌などの整腸剤を毎日、普段の2倍量ぐらいを飲み、「好**

きなものを腹7分目で楽しく食べる」ことを意識すれば、もう黙っていても痩せていきます。なぜなら、楽しく食べれば副交感神経が上がり、腸のぜんどう運動もよくなり、吸収したものが脂肪のほうではなく、きちんと細胞の中にいくようになるからです。友だちと楽しく食事をした翌日、たくさん食べたにもかかわらず体重が減っているというのは、まさに、その好例です。

また、この食べ方は「長寿遺伝子」にもいい作用をする、「長生きする」食べ方でもあるのです。

「腸のゴールデンタイム」を考えて

昔から、「食べてすぐに寝ると太る」といわれていますが、これは医学的に見ても正しいのです。なぜなら、食べてから寝るまでの時間が短いと、血糖値が十分に低下しておらず、脂肪として蓄積しやすいからです。

また、食べてすぐに寝ると自律神経も乱れます。食事の最初は「食べる」ということの行為による刺激と楽しさで交感神経が優位になっている。でも、食べ物が消化され、腸が動きはじめると、今度は副交感神経がどんどん優位になってくる。結果、自律神経は整い、腸はますますよく働いてくれる——。ですから、夕食を終えて腸がしっかり食べ物を吸収するまでの約3時間を、僕は「腸のゴールデンタイム」とも呼んでいるのです。

そして、この「腸のゴールデンタイム」をしっかりとることは、太らないためにはとても大切です。なぜなら、**腸のゴールデンタイムをとらないで寝てしまうと交感神経が高いままの状態で寝ることになるので、食べ物が胃腸でうまく消化されず、結果、栄養素が細胞にいかず、どんどん脂肪のほうに溜まってしまうからです。**つまり、血糖値と自律神経の乱れ。これが、「食べてすぐ寝ると太る」ということのメカニズムなのです。昔から、「食べてすぐに寝ると牛になる」ともいわれるのは、それを戒めた言葉だったのですね。

さらに、胃に食べ物がたくさん入ったままの状態で横になると、胃酸が食道に逆流して「逆流性食道炎」になりやすくもなります。

食べてから寝るまでに、できれば3時間ぐらいを「腸のゴールデンタイム」にあてて、入浴したり、明日の準備をしたりして過ごす。それが、腸と自律神経を整え、食べても太らない食事のコツになります。

「よく噛む」ことが美しさを保つ食べ方

よく噛むこと。もしかしたらこれは、一日のトータルカロリーを意識する以上に「美しさを保つ食べ方」には大切かもしれません。

最近、アーティストのマドンナなどの影響で、特に女性のあいだで注目を集めているマクロビオティックという食事法でも「よく噛む」ことをとても重視しているそうですが、それは自律神経的に見ても、まったく正論なのです。

まずは、よく噛むことで、表情筋がやわらかくゆるんでくれます。さらに、食べ物を噛む、その「咀嚼《そしやく》のリズム」が副交感神経の働きをとても高めてくれます。つまり、**よく噛むことによって、表情はやさしくやわらかになり、しかも自律神経が安定し、結果、心まで楽しく安らかになってムダな暴飲暴食も防げるようになる**——。というふうに、よく噛むということには、これだけの効果があるのです。

昔の人が「ゆっくり、よく噛んで食べなさい」と言ったのは、いつまでも健やかで美しい「自律神経美人」になるためにも、まさに正しいキーワードだったのです。

また、食事の内容的には、以下の５つが「美しさを保つ食べ方のコツ」になります。

①糖質を抑えること。②たんぱく質を十分にとること。③質のよい油をとること。④抗酸

化作用のある食べ物をとること。⑤野菜・フルーツをとること。

でも、これはあまり神経質にならなくて大丈夫です。要は、ゆっくりよく嚙んで、楽しく食べること。これが、美しさを保つ食べ方の何よりのポイントなのです。

自律神経美人をつくる朝食

第1章「腸」のところでも述べましたが、腸と自律神経を整える朝食のポイントは、起きぬけに水をコップ1杯飲み、あとはバナナ（あるいは季節のフルーツ）を食べること。さらに、朝はとにかく朝食をとることにすべての命＝最大の意識を傾けてください。なぜなら、**朝食こそが、その日一日の腸と自律神経のバランスを整えるための、一番の鍵になるからです。**朝にあまり時間がとれない人でも、バナナ1本なら手軽にとれます。しかも、バナナは腸内環境を整えるためにはとても効果的な食材ですし、カロリーも十分、美容に有効なミネラルもたっぷり含んでいるので、朝食には非常におすすめの食材なのです。でも、バナナが苦手という人は、別のフルーツでももちろん大丈夫です。**朝、水を1杯飲んで、腸をやさしく起こしてあげてから、バナナなどのフルーツを少し食べる。**さらに、ヨーグルトを食べれば、それで「自律神経美人をつくる朝食」はパーフェクトです。

もちろん、フルーツやヨーグルトを、青汁やグリーンスムージーなどに替えてもOKです。また、それだけでは足りないという人は、ごはんやトースト、サラダを加えた朝食にしても大丈夫です。ただし、少し前に流行《はや》った「朝カレー」など、朝からあまりにもハードなものをたくさん食べるのは、好ましくありません。朝は腸も起きたばかりです。朝食にカレーを食べるということは、その起きたての腸にいきなり「100メートルダッシュをしろ」と言っているようなもの――。ですから、朝食は腸にとっては一日のウォーミングアップ＝準備運動であると意識して、少し軽めなぐらいにしておくこと。それを、おすすめします。

そして、もし野菜ジュースを飲むならば、糖質のあまり多くないものを。糖質が少ないという意味では、青汁や自家製のグリーンスムージーなどは、いいと思います。

自分に合うヨーグルトを見つける

朝食に適しているヨーグルトですが、実はみなさんの腸内環境によって、合うヨーグルトは違っています。市販のヨーグルトにはさまざまなものがありますから、いろいろ試してみて、**どのタイプがより自分の腸内環境を整えてくれるのか、確かめていただきたいと思います。**

まず、1日100g、2週間～1カ月同じ種類を食べつづけてみてください。自分に合う、合わない、の判断ポイントは以下の4つです。

①便がバナナ状になった。②疲れにくくなった。③よい睡眠がとれるようになった。④肌が潤ってきた。

このとき注意していただきたいのは、ヨーグルトを食べてお腹が張るといった症状が出るのは腸の環境が変わったためで、異常ではありません。その症状は3～4日で収まります。3～4日我慢して、その状態がまだ続くようなら自分には「合わない」と判断して、別のヨーグルトに替えることが重要です。

先程から述べていますが、腸内環境が整うと、副交感神経が上がり、細胞の抹消の循環不全を予防してくれます。それによって風邪をひきにくくなったり、冷えにも効果がありますます。ですから、腸内環境に合ったヨーグルトを見つけることが大事なのです。

一日のトータルカロリーを意識する

「好きなものを楽しく食べて痩せる」というのが僕の基本姿勢ですが、できるだけ早く痩せたいという人であれば、「一日のトータルカロリーを意識して、昼食、夕食の量を調整する」ということを、おすすめします。たとえば夜、会食がある日は、「昼は少し抑えて軽めにする」、逆に夜、仕事で遅くなる日は、「昼をしっかり食べて夜は軽めにする」という具合です。僕の場合でいえば、夜、大好きなステーキや焼き肉を食べに行くという日は、お昼は蕎麦か、コンビニのサラダぐらいしか食べません。そして、ステーキならだいたい1キログラム、焼き肉なら10人前ぐらいはペロリと食べてしまいます。それでも、体重は学生時代からまったく変わりません。

もちろん、女性のみなさんはそこまで大食いではないと思いますが、**「ちょっとだけ意識して一日のトータルカロリーのバランスをとるようにする」ということは、楽しく食べて痩せるためには、とても有効な方法だと思います。**

ちなみに、毎日運動をしているというような人ではなく、普通にデスクワークをしている女性の場合は、だいたい1日1500キロカロリーの食事が目安です。でも、それはそこまで難しいことではありません。**朝がバナナだとしたら、その日の予定に合わせて、昼**

か夜をちょっと調整するだけ。最近では、コンビニのお弁当だけでなく、レストランのメニューにもカロリー数を表示しているケースが増えていますから、それを上手に利用するのも、ひとつの方法です。

また、「腸のゴールデンタイムを考えて」の項でも述べたように、夕食をとってから寝るまでの3時間は、腸のゴールデンタイムです。仕事や大切な人とのつき合いなどで遅くなる場合はしかたないですが、もし自分で調整可能なようであれば、夜の会食はできれば夜7時ぐらいまでにスタートするように調整しましょう。さらにフルコースの会食であれば、もっと早めからのスタートにします。そうすれば、食べたものは寝る前にしっかり消化されますから、楽しい会食を楽しんだとしても、腸のゴールデンタイムも同じく充実させられる。これが、「自律神経美人をつくる夕食」のポイントです。

夜遅く食べるときは、普段の半分の量を目安に

食後の3時間＝腸のゴールデンタイムを大事にしたくても、本当に忙しいときなど、寝る直前にしか夕食がとれないときもあります。でも、大丈夫。そんなときは、「できるだ

け消化のいいものを普段の半分以下の量をめどに食べる」ということを、ちょっと意識してください。

女性でも男性でも、10代、20代の半ばぐらいまでは、夜中にラーメンや焼き肉を食べてもまったく平気です。なぜなら、その年代ぐらいまでは男女とも副交感神経が発達していて、腸もしっかり動いてくれているからです。でも、**男性は30歳過ぎ、女性は40歳を過ぎた頃から、副交感神経の働きがガクンと下がります。ですから、夜中に重い食事をとると、途端に胃がもたれたり、食べた分だけ脂肪になってしまうのです。**でも、そうとわかっていても、食生活の習慣はなかなか急には変えられません。ですから、たとえば20代、30代の女性でも、今から、「夜遅く食べるときはいつもの5割の量にする」という習慣を意識することがおすすめなのです。

肉よりも炭水化物を減らす

ダイエットを気にしている人の中には、「肉を食べると太る」と思っている人も多いようですが、これは大きな誤解です。細胞をつくるのはたんぱく質。つまり、**細胞レベルか**

らきれいになるためには、肉に含まれる良質のたんぱく質はとても大切なのです。また、美容の大敵である「冷え性」の一因も、じつはたんぱく質不足です。ですから、ダイエットのために食事の量を少し減らしたいなら、肉よりも炭水化物を減らすこと。体を冷やさないためにも、たんぱく質は十分にとることを心がけてください。ただ、ダイエット中の人は、肉の脂身は除くことを、ちょっと意識してください。

また、食べる順番を工夫することでも、太らない食べ方になります。理想は、**①野菜、②肉などのたんぱく質、③炭水化物。この順番で食べると、食後のインスリンの分泌が抑えられ、太りにくくなります。**

また、炭水化物でいえば、精製された白米や小麦よりは玄米や全粒粉の小麦などのほうが血糖値の上昇が穏やか、つまり太りにくい食材です。また玄米は、食物繊維やミネラルが豊富で噛みごたえもあるので、自律神経的にいっても、やはり、おすすめの食材のひとつだと思います。

さらに、最近、女性のあいだで人気のコラーゲンですが、食べても、消化の際にペプチドやアミノ酸に分解されるので、そのまま肌に届くということはありません。分解されたペプチドが体内でコラーゲンの合成を促進している可能性は考えられますが、現在の研究では、まだその効果ははっきりしていません。また、唐辛子に含まれるカプサイシンに脂肪燃焼効果があるという信頼できるデータもまだ出ていません。ただし、ビタミンCには、抗酸化作用があることは、はっきりしています。

ちょこちょこ間食が太らないコツ

じつは、一番痩せる食事法とは、間食をとること。一見、意外なようですが、これは本当に効果があります。

なぜなら、朝、昼、夕というメインの食事のあいだにちょこちょこ間食をして、つねに腸＝消化管を動かしておくと副交感神経も同時に高められ、結果、腸の働きもさらによくなり、食べてもその栄養素が脂肪になりにくいからです。つまり、**間食をすることで、「自然に痩せるスパイラル」に入りやすいわけです。**

プロのモデルさんでも「けっこう食べているのに、太らない」という人は、よく見ていると、たいていこの「ちょこちょこ間食」をしています。朝、昼、夕というメインの食事にたくさん食べすぎず、だいたい腹5～7分目ぐらいにしておいて、その代わり、ちょこちょこ軽い間食をしている。それは、この食事法が一番太らないと知っているからなのです。

ただし、間食の効果を最大限に引き出すためには、ちょっとだけコツがあります。それは以下の3つ。

①できるだけ糖質をとらないこと。②ナッツやドライフルーツやスティック野菜など、ビタミンや食物繊維の多いものを選ぶこと。③ゆで卵や乳製品などの良質のたんぱく質を選ぶこと。

そういう意味では、バナナなどのフルーツやヨーグルトなどは、間食としても、とても理想的です。

そして、痩せるための間食としては、スイーツは、残念ながらあまり適当とはいえません。なぜなら、白砂糖は「エンプティ・カロリー」と呼ばれるほど、栄養素がないにもかかわらずカロリーだけが高いからです。しかも急激に血糖値を上げるため、食欲もどんどん増進してしまいます。ですから、普段の間食はなるべくフルーツやダークチョコレートにしておいて、スイーツは「ここぞ」というときの自分へのご褒美として楽しむことが、おすすめです。

旅先でもきれいでいられる食べ方

普段は快調なのに、旅に出ると、途端に腸の調子が悪くなってしまう――。そんな人は、普段よりもさらに意識して、こまめに水を飲み、間食をとること。とても簡単なことですが、じつはこれこそが、旅先でも快調できれいでいられる、とっておきの「食べ技」です。

自律神経は「急激な変化」に弱いので、非日常の刺激がたくさんある旅先ではどうしても乱れがちになります。また、時差の影響も避けられません。そうすると、副交感神経の働きが下がり、腸の動きも止まってしまう。でも、そんなとき、水と間食で腸をやさしく刺激してあげることで、乱れていた自律神経を整えることができ、結果、腸もリカバーできるのです。

また、いつも整腸剤を飲んでいない人でも、旅先でだけは整腸剤を飲むようにする。さらに、このあとの第５章「運動」でご紹介している、朝、ベッドに寝たままでできる「ツイスト運動」やストレッチなどをやれば、もうパーフェクト。みなさんは、旅先でも、つねに心身ともに快調な、「自律神経美人」でいられるはずです。

また、旅先では、あまり「快便」を意識しないことも、ポイントです。３日～１週間ぐらいお通じがなくても、それはまったく問題ありません。神経質になることは自律神経を乱す敵だと心得て、ゆっくり楽に旅を楽しむ。それも、旅先でずっときれいでいられるコツなのです。

お酒1杯につき水1杯を飲む

アルコールも、過度でなければ、僕はいいと思っています。ただ、せっかくのお酒の時間をより豊かに楽しむためには、やはり、ちょっとしたコツがあります。

まず、必ずこまめに水を飲むこと。理想的には、**お酒を飲む前に水を1杯飲み、合間にも、お酒1杯：水1杯ぐらいの割合で、ちょこちょこ飲む。**お酒を飲むことで一番心配なのは脱水症状になることですが、この飲み方をしていればまず大丈夫です。しかも、水を飲むことで副交感神経が上がり自律神経も整うので、悪酔いや二日酔いも防げます。

また、お酒も好きなものを楽しむことが基本ですが、やはり美容という点では、抗酸化作用のあるポリフェノールが豊富な赤ワインは、おすすめのひとつです。

そして、赤ワインをよりエレガントに飲むには、グラスの持ち方にもちょっとしたコツがあります。ワイングラスを持つとき、親指に力を入れず、軽く添えるように意識すること。じつは、親指に力を入れると自律神経はすごく乱れます。だから、**グラスを持つ手の親指の力を抜くことを意識すると、自律神経も安定し、すーっと心身の余計な力も抜けてくれるのです。**実際にやっていただければ、その違いを実感していただけると思うのですが、親指の力を抜くだけで、手や腕だけでなく体全体のラインや物腰も、やわらかくきれいに、エレガントに見えるようになります。

美しさというのはもちろん内面が重要ですが、外面も、ちょっとした「自律神経テクニック」で見違えるように変わります。

Chapter 3

「水」

目指すのは「水美人」

こまめに水を飲むのが「水美人」

よく、忙しさのあまり、「水も飲まず、食事も抜いて」という人がいますが、それは、みなさんの美しさを、本当に損ねます。なぜなら、水は私たち人間の「生命の鍵」。自律神経を整えるためにも、とても重要な役割を果たしてくれているからです。

では、水の力を最大限に活用して、心身ともにみずみずしく輝く「水美人」になるためには、どんなふうに水を飲めばいいのでしょうか?

そのポイントは、**一日1~2リットルの水を〝こまめ〟に飲むこと。**

朝、起きぬけにコップ1杯の水。

出かけるときは、バッグの中には、必ず水のペットボトルを入れる。

仕事のデスクの上にも、必ず水を置いておく。

そして、定期的に、こまめに水を飲む習慣をつける。

これが、理想です。

そして、なぜ、〝こまめ〟に飲むことがいいかといえば、それは、**「水を飲む」という行為自体が、とても効果的に、自律神経を整えてくれるからです。**

たとえば、緊張したとき、パニックになったとき、怒ったとき、落ち込んだとき、水を一口飲むと落ち着く。それは、水を飲むことで胃腸の神経がいい意味で刺激され、副交感神経の働きが高まるからです。

人間の体は、60％は水でできています。そのうち75％が細胞の中に、残りの25％は血液やリンパ液といったところに入っています。そしてこの水は、私たちの生命を維持するための、とても重要な化学反応を起こす場となっています。けれども人間の体は、暑さ、寒さに関係なく、放っておいても一日２リットルの水分を、尿や汗として体外に排出してしまいます。ですから、その排出した分だけフレッシュな水を、しかもこまめに補給してあげることが大切なのですね。

水が不足して、いいことは何もありません。**体に水がない状態＝脱水症状がつづくほど、血液がドロドロになり、血管の老化も早めてしまいます。**自律神経も乱れ、イライラしたり、怒りっぽくなります。

ですから、肌も髪もみずみずしく輝き、いつも心が穏やかに安定した「水美人」になるためにも、血管から若さを保つアンチエイジング対策にも、まずはとにかくこまめに水を飲む習慣を身につけること。

そしてこの習慣は、みなさんの仕事の能力も、きっとＵＰさせてくれるはずですよ。

「むくみ」を予防する、水の飲み方

案外、誤解されている方が多いのですが、じつは**「むくみ」は、水のとりすぎでなく、水の不足が原因です。**ですから、むくみの予防にも、一日1～2リットルの水をこまめに飲むことが大切です。

なぜなら、人間の体は脱水症状がつづくと、どんどん悪い方向にいってしまいます。細胞の中に入った余分な水がうまく排出されず、細胞の中でふくらんでしまう――。つまり、これがむくみの一番の原因なのです。

しかも、体がむくんでいるときは、自律神経のバランスも乱れています。

それで、すごく疲れやすくなったり頭がぼーっとしてしまうのです。

ですから、むくみがちな人ほど、もう一度、自分の水の飲み方を見直してみてください。

そして、「あ、水が足りなかった」とわかったら、それでもう一歩前進です。

あとはこまめに水を飲めば、体の中がうまく循環しはじめて、むくみも自然に解消されていくはずです。

炭酸水の3つの効果

水の中でも、最近、炭酸水の効能が注目を集めていますが、医学的に見ても、炭酸水は、大きく3つの効果が期待できると思います。

①炭酸が胃腸の働きを適度に刺激し、便秘の改善も期待できる。②炭酸で胃がふくらむことで、満腹感が得られ、食事の量を減らすことがしやすくなる。③血管を拡張してくれるので、血行促進効果が期待できる。

でも、いつも炭酸水ばかりを飲むのも、なかなか大変ですよね？　ですから僕は、炭酸水を飲むなら、特に夜、ゆったりとした夕食のときか、あるいはお酒を飲むときのチェイサーにすることを、おすすめしています。

気分が落ち込んだときにはカフェイン飲料を

美容のためにはカフェインをとらないほうがいいのでは？　という人もいますが、僕は、ちょっと気持ちが落ち込んだときや、リラクゼーションのためには、適度のカフェインは

きを活性化して、眠気をとったり、ストレスを解消してくれたり、さらには、ちょっと落ち込んだ気持ちをほぐしてくれるからです。

ただ、あまり夜遅くにカフェインをとりすぎると、交感神経が高くなりすぎて、自律神経のバランスが乱れてしまいます。

ですから、理想的には、コーヒーや紅茶や緑茶などカフェインを多く含んだ飲み物を飲むのは、夕方ぐらいまでと意識すること。そして、もしも夕食後のデザートタイムにお茶を楽しみたいなら、できるだけ少量に抑えておくこと。あるいは、ハーブティーや番茶などのカフェインレスのものをチョイスするのが、おすすめです。

とはいえ、夜の残業で目を覚ましたいとき、どうしてもコーヒーが飲みたい。そんなときは、もちろん安心して飲んでください。自律神経を整えるには、あまりストイックに「これはダメ、あれもダメ」というのは、かえって逆効果です。ストイックになりすぎないで、いいということを、無理なく楽しく心がけること。そうすれば、意識しただけで、もうみなさんは見違えるように、いい方向に変わりはじめる――。それが、この本の最大のポイントなのですから。

究極の水、「低クラスター水」

水の種類について、よく「硬水」「軟水」という言葉を耳にします。それはざっくりいえば、「カルシウムとマグネシウムの含有量」の違いで、高いほうが硬水、低いほうが軟水です。そして日本の水は軟水が多いため、一般的には、日本人は軟水のほうをおいしく感じるといわれています。また、硬水はミネラルを多く含むので、お通じにはいいけれど、日本人には合わなくて下痢をしやすいともいわれています。

でも僕は、硬水、軟水に関しては、それほど神経質にならなくてもいいと思っています。ようは、**水道水でも何でもいいから、自分に合ったおいしいと思う水を、一日1～2リットル、こまめに飲むこと。**それが一番です。

ただし、「水を効果的に吸収する」ということでいえば、「低クラスター水」という究極の水は、案外とおすすめです。クラスターというのは、つまり水の分子のこと。そして、水の分子が小さいものほど、体への吸収がよいといわれています。そして、その「低クラスター水」というのは、これまでにないほど水の分子を小さくしたもの。ですから、この「低クラスター水」は、一口飲んだだけでも、まったく飲み心地が違います。文字通り、体にすーっとしみこむようで、これなら「水を飲むのが苦手」という人も、2リットルでも3リットルでも、おいしく抵抗なく、飲めます。しかも、体の代謝を高めるので、冷え性の人にもとてもよい効果が期待できます。

また、この「低クラスター水」は、二日酔いやスポーツ中の水分補給にも、とても効果的です。スポーツドリンクは、特に急な脱水症状を改善するために考えられたもので、とてもうまくできているのですが、この「低クラスター水」は、糖分も何も加えていない、本当に〝水〟だけなのに、スポーツドリンクと同じような効果が期待できるのです。

Chapter 4

「呼吸」

ゆっくり深い呼吸で副交感神経を上げる

唯一、自分でコントロールできるライフラインが「呼吸」

最近、ヨガや太極拳などの人気も手伝って、心と体のデトックス効果を高める「呼吸」の重要性が、注目を集めています。呼吸で、僕が一番のポイントだと思うのは、「人間にとって呼吸は、唯一、自分でコントロールできるライフライン」だということです。

たとえば、腸や血管は自分で意識して、「ちゃんと動いてくださいね」と言っても動きません。「血管さん、もうちょっと開いてみてね」と言っても、もちろん、無理。けれども、呼吸は、自分で意識して速くもゆっくりも、浅くも深くもできる。そこが、自律神経を整えるためには、まずは一番大切なことなのです。

そして、自律神経をよりよく安定させるには、「ゆっくり、深い」呼吸が、理想的です。なぜなら、今のストレス社会においては、みんな、たいていの場合は、交感神経が優位になっていて、呼吸が浅く、速くなっているからです。しかも、自律神経を高いレベルで整えるために欠かせない副交感神経の働きは、男性では30歳、女性では40歳を境にして、ガクンと低下していってしまいます。

でも、**「ゆっくり、深い」呼吸をすることで、ストレスや加齢で低下してしまった副交感神経の働きを上げることができる。**すると、それまで収縮していた血管がゆるみ、質のいい血液が、体のすみずみまで、末梢の細胞まで流れるようになる。そして、心も体も生き生きとよみがえり、自分のパフォーマンスもよくすることができる。

ですから、ゆっくり深い呼吸を意識して、いかに副交感神経を上げるか。それが、呼吸法を実践する上で、まず初めに「意識」していただきたいことなのです。

1《ワン》：2《ツー》呼吸法で便秘を解消

下がりがちな副交感神経の働きを高める、究極の呼吸法。といっても、僕の提唱する呼吸法は、とても簡単です。ポイントは、ひとつだけ。

「1で吸って、2で吐く」、つまり「1：2《ワンツー》」の呼吸法。これだけです。

さらに具体的にいえば、3〜4秒間ぐらい鼻で吸って、口をすぼめて6〜8秒間で口からゆっくり吐く。特に、吐くほうはできるだけゆっくり長くを意識して吐いてください。

なぜなら、ゆっくり長く息を吐くことで、頸部《けいぶ》にある圧受容体というのが反応して、副交感神経をたいへん効果的に高めてくれるからです。たとえばヨガでもストレッチでも、「息を吸うこと」ではなく「息を吐くこと」のほうを重要視しているのは、じつは、そういう目的があるからなのです。

ですから、**仕事の合間でも、通勤の電車の中でも、いつでも都合のいいときに一日3分間、この「1：2」の呼吸法トレーニングをしてみてください。そうすることで、浅くなりがちだった呼吸がゆっくり深いものに変わり、自律神経のバランスも、見違えるようによくなってくるはずです。**しかも、この呼吸法の効果は、それだけではありません。実験によると、この呼吸法トレーニングを一日3分間しただけで便秘が解消してしまったという驚くようなケースも、たくさん出ています。

また、僕は、呼吸法はシンプルであればあるほどいいと考えています。世の中には腹式呼吸、胸式呼吸、丹田呼吸……など、本当にさまざまな呼吸法がありますが、あまり難しいことをやると、意識がそちらにとらわれてしまう。それが心と体の緊張となって、交感神経が上がり、せっかくの呼吸法の効果がそこなわれてしまいます。

ただし、鼻呼吸と口呼吸では、できれば鼻呼吸のほうがおすすめです。なぜなら、鼻呼吸は、粘膜や毛などにより、空気中のホコリや病原菌をシャットアウトしてくれるから。また、乾燥した空気に適度な湿度も与えてくれるからです。一方、口呼吸は、鼻のようなフィルター作用がありません。また、口でばかり吸うと、口の中が乾燥しやすくなり、唾液の分泌が悪くなるため、虫歯になりやすくなったり、消化が悪くなったりしてしまいます。

でも、口呼吸、鼻呼吸のことは、なんとなく意識していれば、大丈夫です。最初は、口でも鼻でもいいので、とにかく「1：2」、3〜4秒間ぐらい吸って、6〜8秒間でゆっくり長く吐く。それを一日3分間。それだけで大丈夫です。

ため息で幸せを呼び込もう

心や体が疲れたときに、思わず「はぁ……」と出るため息。「ため息をつくと幸せが逃げる」といわれたりもしますが、じつは**ため息とは、心と体をリセットして、血流をよくし、副交感神経の働きを高めてくれるとてもいいものなのです。**

なぜなら、ため息をつくときというのは、その前に必ず呼吸が止まっているからです。

何かにものすごく根をつめて集中したり、心配ごとや不安なことを考え込んでいると、人間は、どうしても呼吸を止めてしまいがちになります。すると、自律神経のバランスがくずれ、血流が悪くなり、結果、頭が痛くなったり、肩が凝ったり、いろいろな不調和が起きてしまう。そんなとき、思いきり息を吐く＝大きくため息をつくことで、心と体が、元のバランスに戻ろうとする。

つまり、**ため息とは、自律神経をいいバランスで整えるために人間に本能的に備わった、すてきなコントロール法なのです。**

実験をしても、ため息をついたあとの人の末梢には、みるみる血流が戻るのが、はっきりわかります。

ですから、これからはどうぞ安心して、ため息をついてください。ため息は幸せを逃すのではなく、幸せを呼び込んでくれるものなのですから。

呼吸が浅くなってしまったときも1：2呼吸法

何かに集中したり、不安に襲われたり、あるいは極端なプレッシャーを感じているとき。さらに、イライラしたり、怒っているとき、心にジェラシーの炎がめらめらと燃えているときも、その人の呼吸は、とても速く、浅くなっています。

そして、そんなふうに呼吸が浅くなったとき、体の中にどんなことが起こっているか、一言でいえば、「負のスパイラル」にまっしぐらです。

自律神経のバランスが極端に乱れて、血管がぎゅっと収縮してしまうから、脳にも細胞の末梢にも血流が行かなくなる。だから、肩も凝るし、頭も痛くなるし、脳が働かないから、いいアイデアも浮かばないし、何をやってもうまくいかなくなる――。

ですから、「あ、今、自分は呼吸が浅くなってるな」と気づいたときは、とにかく、一度、ゆっくり深呼吸をするようにしてください。頭の中で数を数えながら、「1、2、3」でゆっくり吸って、「1、2、3、4、5、6」でゆっくり吐く。つまり、「1：2」の呼吸法です。そして、**そこであらためて、自分の呼吸が浅くなった原因を静かに見つめ直すこと。**

そうすれば、たいていのことは、そこまで呼吸を浅くして、自分の心と体にとんでもないダメージを与えるほどのことではないというふうに、見方が変わるはずです。

また、普段から呼吸が浅い人は、自分の呼吸数・脈拍をチェックする習慣をつけることもおすすめします。1分間で呼吸数が20、脈拍が100を超えると、それはかなり呼吸が浅く、交感神経が過剰な状態です。そんな人は、特に毎日3分の「1：2」の呼吸法トレーニングを意識してください。

ただし、どこか呼吸に息苦しさがある人は、病院で診察を受けてください。その結果、問題があれば治療を。そして、何もなければ、さらに安心。心の不安がとれ、自律神経も整いやすくなり、呼吸も安定しやすくなります。

深呼吸して負の感情で滞った血液を流す

先程も述べたように、不安、極度の緊張、イライラ、怒り、嫉妬などの負の感情は、呼吸を浅くするだけでなく、自律神経にとっても、最大の敵です。デメリットは山ほどあっても、よいことはまったくありません。しかも、怒りや嫉妬にゆがんだ心ほど、人の姿を醜くするものもありません。

でも、そういう負の感情は、放っておくと、どんどん負のスパイラルとなり、大きくなってしまいます——。ですから、嫉妬や怒りなどが、自分の中に湧き上がってきたときは、早いうちに、「その嫉妬やイライラは、はたして、自分の美しさや健康を損なうほどのメリットがあるものかどうか？」と考え直すようにしてください。そして、「ゆっくり、深呼吸」と自分の中で唱えて、できれば「1：2」の深呼吸をする。さらに、**その深呼吸によって、怒りや嫉妬で滞っていた血液が、自分の体の細胞のすみずみにまでどんどん流れていくイメージをする——**。すると、目をつぶってイメージしようと意識した瞬間にはもう、みなさんは、醜い「負の感情のスパイラル」から、50％、抜け出せているはずです。そして、やがて呼吸も安定し、自然に、穏やかな気持ちを取り戻していくはずです。なぜなら、そのいい意識が、負の感情によって乱れた自律神経を、一番変えてくれるからです。目をつぶって考えているとき、人は、自然に深くいい呼吸をしています。いいイメージは、人の呼吸を安定させるのです。スポーツでも、よくイメージトレーニングがいいといわれますが、なぜイメージトレーニングに効果があるか、その根本の理由は、そこにあるのです。

また、普段からイライラしやすい人は、「どういうときに自分がイライラしやすいか？」を、一度、ゆっくり分析してみてください。そして、そういう状況にぶつかりそうになったら、「ゆっくり、深呼吸を」と、唱えるよう心がけること。**「イライラの炎は、小さいうちに、深呼吸で消す」**。これが、負の感情のスパイラルに陥らず、いい呼吸を保ち、自律神経を整えるためのコツなのです。

上を向いての深呼吸で、肩コリも解消

医学的な見地からいえば、**不安とは、「呼吸なき興奮」です。**ですから、どうしても不安に襲われたときは、とにかく上を向いて、ひとつ、深呼吸をしてください。なぜなら、上を向くと、気道がストレートになって、呼吸が深くなりやすいからです。**上を向いて深呼吸して、体にたっぷりの酸素を取り入れる。すると、自律神経が安定し、脳と筋肉の活動が正常になり、やがて落ち着いた明るい気持ちを取り戻せる——**。ですから、「不安なときほど、一回、上を向く」というのも、負のスパイラルから抜け出す大きなコツです。

また、上を向いての深呼吸は、肩コリ、首コリにも、とても効果があります。パソコンなどに向かって仕事をしていると、どうしても俯《うつむ》きがちになり、気道が狭く、呼吸が浅くなりがちです。それで血流が滞ることが、肩コリ、首コリの原因にもなっています。ですから、仕事や家事をしている中で、時々、上を向いて深呼吸をするという意識を持つことは、体のコリの解消にも、とてもいいのです。

「ゾーン」に近づき実力を１００％引き出す深呼吸

よく「本番に弱い」という人がいますが、それも、呼吸が大きく関係しています。

人は、プレッシャーを感じたり、集中しようとして緊張すると、無意識に息をつめます。

そして、呼吸が止まると、脳に届く酸素が減り、プレッシャーなどのネガティブな感情がさらに増幅されます。その上、副交感神経がガクンと低下し、末梢の血流が低下する。だから、手足もかちこちになってうまく動かなくなり、本来の自分の実力が出せなくなってしまうのです。

本番に強い人というのは、「本当の集中」ができる人です。

そして、本当の集中のことを、僕たち外科医は、「ゾーン」ともいっています。**ゾーンに入っているとき、人は無意識に、「１：２」のいい呼吸をしています。**自律神経が非常に高いレベルで安定しているので、手足は細かい作業まで思い通りに動き、五感もさえ、周りも３６０度、すべて見えています。よく、集中というと「一点だけを見ること」だと思っている人もいますが、じつは、それは本当の集中ではないのです。

ですから、限りなくゾーンに近づき、みなさんの中に眠っている能力を１００％引き出すためには、まずは呼吸です。大事なときほど、ゆっくり深い呼吸を意識して、息を止めないこと。でも、そうはいっても、焦ってしまってうまくいかないという人は、**まずは、リズミカルに、「鼻で吸って、口で吐く」ということを試してみてください。**なぜなら、口で息を吸い込むよりも、鼻で吸うほうが、プレッシャーのかかった場面では、らくに呼吸がしやすいからです。

そういう練習をつづけていくと、だんだん無意識に、どんな場面でも息を止めず、自然ない い呼吸ができるようになります。結果、いつでも美しく自分の実力を100%輝かせることができる、「本番に強い人」に変われるはずです。

上を向いて大きく深呼吸で「やる気スイッチ」を入れる

いつも生き生きとしていて、やる気にあふれた人というのは、見ているだけでも元気になります。そして、そんな人になるためにも、「深呼吸」がとても大事です。

深呼吸を自分の「やる気スイッチ」と決めて、何かに取り組むときには、まず、ひとつ、上を向いて、大きく深呼吸をする。それを自分の生活の一部＝ルーティンワークにすることで、みなさんの自律神経は整い、つねにスムーズに「やる気モード」に入れる人になるはずです。

イチロー選手が、バッターボックスに入る前にいつも同じ動作をするのも、あれもひとつの「やる気スイッチ」です。その動作をすることで、体に、「今からやるぞ」というメッセージを送っている。スムーズにいい集中に入れるのですね。そして、この「何かに取り組む前の上を向いた深呼吸」というのは、誰でもいつでも簡単にでき、しかも効果の高い「やる気スイッチ」というわけなのです。

それでも、どうしてもやる気が出ないときは、交感神経も下がっている状態なので、この場合だけ例外で、口を閉じ、鼻だけで、速く呼吸をしてください。吸う：吐く＝1：1で、なるべく短く。「フッ、フッ、フッ」と1秒間の速さの呼吸を10秒間から始め、慣れてきたら5秒ずつ延ばしていきます。最終的には1分間。そうすると、交感神経が上がり、目もぱっちりと開いてくるはずです。

一日数回の1：2呼吸法でアンチエイジング

いつまでもみずみずしい心と肉体を保つ、いわゆるアンチエイジングには、何より副交感神経を上げることが大切です。副交感神経が上がれば末梢に血液が流れます。ですから、アンチエイジングの呼吸法とは、特に副交感神経を上げる呼吸法です。

でも、それも基本は、同じ「1：2」の深呼吸です。ただ、酸素をより十分に取り入れるために、アンチエイジングを意識している人は、「1：2」の深呼吸を　一日のうちに数回、取り入れるようにしてください。

また、年齢を重ねていくうちに、以前よりいびきをかくようになったという人は、睡眠時無呼吸症候群にも注意。一度、医師に相談してみてください。

朝ヨガ、朝禅で呼吸を安定

最近、女性のあいだで、朝ヨガ、朝禅がとても人気ですが、それは、自律神経を整えるためにも、とても効果があると思います。

まず、朝ヨガ、朝禅をすることによって、朝から心の余裕が生まれます。**心の余裕は、自律神経のバランスを整えるための、大きな鍵のひとつです。**しかも、自然の音、自分の呼吸の音だけしか聞こえないような静かな所で目をつぶり、ゆっくり動いたり、座禅を組むことによって、呼吸もとても安定します。すると、また副交感神経が上がる。そうすると、そのいいバランスで整った状態で、その日一日をスタートできる。さらに、朝の自律神経の状態は長く持続するという傾向がありますから、そのいいバランスがその日一日の心と体にずっと影響する。だから、心がすっきりとしたり、きれいになったり、仕事の能率がＵＰしたりする——。それが、医学的に見た、朝ヨガ、朝禅の効果です。

Chapter 5

「運動」

すぐ簡単にできるのが「真の健康法」

目覚めをよくする3～5分の「ツイスト運動」

朝、目覚めてから、布団の上でする「ツイスト運動」は、腸にいい刺激を与えてくれるだけでなく、「眠りモード」になっていた自律神経をスムーズに「活動モード」にシフトしてくれる、とても効果的なもの。しかも、そのやり方は本当に簡単です。

まずは布団の上に仰向けになり、両膝をくっつけたまま軽く曲げ、それをゆっくり左右交互に、パタンパタンと倒しながら体をひねる。これをできれば3～5分間。それだけで、**起きる準備がスムーズになり、しかも腸にもとてもいい刺激を与えてくれます。ちなみに早い人だと、その段階で腸がもうグルグル鳴り出します。**

逆に、朝、目覚めていきなり飛び起きるのは、腸にも自律神経のためにも本当によくありません。特に低血圧気味の女性は、眩暈《めまい》や貧血による立ちくらみや転倒などにもつながって、とても危険です。なぜなら、朝、目覚めたときは、血液も筋肉もまだ寝ていて起きておらず、血圧も低く、関節の潤滑も悪いからです。ですから、美しく健やかに一日をスタートするためには、まずは起き方＝起きる準備というのが本当に大切なのです。

そして、その最高の方法がこれ。朝、起きてから3～5分間のツイスト運動。毎朝、これだけ意識すれば、みなさんの目覚めは、よい方向に変わるはずです。

電車の中では座らない。3階までは階段で

腸を整え、自律神経のバランスを高めるにも、適度な運動＝トレーニングは、とても大切です。もちろん、週に1回でも、スポーツジムやヨガスタジオに通うことができれば言うことはないのですが、それには特別な時間や費用、努力が必要になってきます。

そこで僕がよく言うのは、この2つだけ。特別な運動は何もしなくていいから、「電車やバスの中では座らない」。さらに、3階までだったら、駅でもデパートでも会社でも、「エスカレーターは使わずに階段にする」。毎日、この2つを意識するだけで、たとえばこれまで1日5000歩の運動量だった人であれば、7000歩ぐらいには上がります。

僕は、**誰にも身近で、特別な器具を買わなくても今からすぐにできる、そういうものでないと「真の健康法」とはいえないと考えています。**ですが、「電車の中では座らない」「3階までは階段を使う」というこの2つなら、意識を変えるだけで、誰にでも今からすぐにできる。だから、おすすめなのです。

また、「エスカレーターの魔力」にもぜひ注意してください。エレベーターは3階で降

りるとなると案外乗るのをためらうものなのですが、エスカレーターはたとえ半階分のごく短いものでも「みんなが乗っているから」と抵抗なく乗ってしまいがち。僕は一度、丸ノ内線銀座駅の階段とエスカレーターをしばらく観察したことがあったのですが、階段はガラガラなのに、女性のほぼ7割はエスカレーターに乗っていました。これは一見、些細《ささい》なことのようですが、日々、積み重なると案外大きな差に。つまり、これを変えるだけでも、だいたい2週間、遅くとも1カ月後には、美と健康において、大きな違いを実感できるはずです。

朝は走らない。運動するなら夕方以降がベスト

また、運動においてひとつ注意していただきたいのが、慣れていない人は「朝は走らない」ということです。

朝は、一日のうちで最も急激に交感神経が上がる時間帯です。そこで、ジョギングのような息が上がる激しい運動をすることは、交感神経をさらに上げるので、とても危険です。たとえば、ジョギング中に血圧が急上昇して倒れる人が多いのも、それが原因です。自律

神経のバランスが乱れ、血管が収縮して、結果、倒れてしまうからです。

ですから、普段激しい運動をしていない人は特に、朝は走らないこと。どうしてもジョギングなどの運動をしたい場合は、一日の仕事をすべて終えた夕方から夜の時間帯にゆったり楽しく実行してください。そして、**朝の「やる気全開のテンション」はぜひ、仕事やプライベートを充実させたり、自らの知的能力を高めるほうに向けてください。**朝は、脳の働きも活発なので、何かを考えたり、覚えたりするような知的作業にはとても向いているのです。もちろん休日は、時間的にも精神的にも余裕があるので問題ありません。

また、じつは**自律神経のバランスを整えるということであれば、ジョギングよりも、ゆっくりと深い呼吸ができるウォーキングのほうが、より効果的です。**

午後に1回、ストレッチタイムをつくる

運動と同じく、「ストレッチ」も、自律神経を整えるにはとても有効です。そして、ストレッチを取り入れる時間帯は、午後がベストです。

先程も述べたように、朝の9時から12時までというのは交感神経が優位になっているの

で、一番仕事がはかどります。特に、語学の習得とか仕事の企画を考えるとか、頭を使うことに向いている時間帯です。けれど、昼食を食べたあとは、副交感神経のほうがぐんと優位になってくるので、どんどん眠くなってくる。そして、血管も収縮しないで開いたままになってくるので、血液の滞り＝うっ血が起こります。ですから、**そのうっ血を解消するため、午後1回、ストレッチタイムを入れると、美容のためにも、自分の能力＝パフォーマンスを高めるためにも、とてもいいわけなのです。**

そして、僕がおすすめするストレッチは、やっぱり本当に簡単です。

①体の横を伸ばす／足を肩幅に開き両腕を上げ、指先をもう片方の手指でつかむ。正面を向いたまま、斜め左上、真上、斜め右上の3方向に3秒ずつぐらい伸びをする。

②腕をひっぱる／足を肩幅に開き、両腕を前に出し、片方の手のひらを上にして、その指先をもう片方の手でつかむ。そのまま腕ごと体の左右にゆっくり振る。

③手首を回す／片腕を前に出し、片方の手でひじを固定。ひじを直角に曲げ、曲げたほうの手首をゆっくり回す。左右繰り返す。

④足首を回す／膝が直角になるくらいの高さに腰かけ、足首を膝にのせゆっくり回す。左右繰り返す。

これまで学校の体育の授業などで教えられてきた既存のストレッチと違い、体の端から端までがすーっと伸びて、さらには自律神経のバランスを整え、自律神経のレベルを上げるトレーニングにもなる。**プロのスポーツ選手たちも、この４つのストレッチだけで準備運動は十分というほどです。**

ですから、ぜひこのストレッチを午後に１回、「ちょっと眠くなってきたな」「リフレッシュしたいな」というときに、やってみてください。プロのスポーツ選手たちには準備運動としてこの４つを最低10分間かけてやるということを推奨していますが、自律神経と心身の美しさを整えるだけであれば、４つのストレッチを全部で５分間もやれば、もう十分です。

特別な器具は使わず、バランスと呼吸でトレーニング

自律神経を鍛えるトレーニングで最も大事なのは、自律神経のバランスをとりながら行うこと。ですから現在は、たとえばＦ１のレーサーやプロゴルファーのようなトップアスリートたちも、みんな、特別な器具を使った過度に激しい筋肉トレーニングなどは、していません。それでは、筋肉はついても自律神経のバランスは乱れ、ケガや故障をしやすく

なり、かえって自由に動けない体になってしまうからです。

では、今、どんなトレーニング法が主流になっているかといえば、それは「アイソメトリックトレーニング」＝「自然の中で体をつくるトレーニング」です。たとえば腹筋や腕立て伏せでも、特別な機具は使わず、自分の体のバランスや呼吸や動きを意識しながら、ゆっくり自然な形で行う。つまり、自然の中で体をつくるというのは、別にアウトドアでやるという意味ではなく、「できるだけ人間本来の体のつくり、自然な動きに合わせた形で行う」ということなのです。

ですから、「呼吸法」のところでも述べたように、「バランス」と「呼吸」で行うヨガは、「自律神経美人」になるためのトレーニングとして、とても適していると思います。

運動は心と時間に余裕があるときに

スポーツ選手のように体を鍛えることが仕事である人は、午前中から激しく練習するほうがベターです。なぜなら、午前中は交感神経が優位ですから、ストレングス＝体に強い負荷をかけて鍛えるには、とても適しているのです。

でも、一般の人は、せっかく心身ともに「仕事モード」になっているときに、それを趣味の運動にあてるのは、あまりおすすめできません。しかも、体がまだ十分に「活動モード」になっていないうちにいきなり走ったりすると、自律神経のバランスが乱れるだけでなく、ケガもしやすくなってしまいます。

運動にはプレパレーション（＝準備）、ストレングス（＝強化）、ケアの3つがあり、一般の人でもプロのアスリートでも、**いつでも最も大切なのは、いかに「プレパレーションとケアを上手にするか」です。**ですから、もしどうしても運動をしたいということであれば、ストレングスだけでなく、プレパレーションとケアの時間も心に余裕をもってできる、仕事が終わったあとや休日など、自分が最もリラックスできる時間が、ベストなのです。

運動と同じ割合でアフターケアを

ジョギングをする女性はますます増えているようですが、もしも時間があって走ることが楽しいという人であれば、もちろん、どんどん走ってかまいません。ただその場合でも、走ったあとのケアだけは、しっかり意識してください。

ジョギングなどの激しい運動をしたあとに体の中がどういう状態になっているかといえば、交感神経がぐんと上がっています。そして、当然いつも以上に呼吸が浅く速くなっています。ですから走ったあとは、水分をしっかりとって40℃くらいのお風呂で半身浴をしながらマッサージをしたり、食事をちょっと少なめにしたり、さらには夜寝る前にゆっくりした呼吸を意識しながらストレッチをするなど、副交感神経を効果的に上げてくれるケアを、必ず行っていただきたいのです。

つまり、みなさんがもし、ジョギングや水泳や武術など激しい運動やトレーニングを趣味にしているのであれば、「トレーニング：アフターケア」の割合は、「5：5」ぐらいの意識を持つこと。それがじつは、みなさんの心身の能力レベル＝パフォーマンスを高めるために、欠かせないポイントなのです。

そして、ストレッチやスロートレーニング、マッサージなど、**十分なアフターケアをすると、みなさんの自律神経が整うだけでなく、体も、やわらかくケガをしにくい、しかも痩せやすいものに変わっていきます。**

でも、アフターケアが十分でなく、関節や筋肉が硬いままにしておくと、血液やリンパ液の循環が悪くなりがち。結果、自由に動かせる筋肉の量も減るので、運動するとケガをしやすく、しかも痩せにくくなってしまうのです。いわゆる「筋肉太り」が一番痩せにくいといわれるのも、ケア不足で筋肉が硬くなっているのがひとつの原因です。「筋肉太り」とは筋肉で太っているのではなく、筋肉と筋肉のあいだに脂肪がついて、いわば霜降りの状態になっていること。でも、大丈夫です。運動後のアフターケアで筋肉をやわらかくしてあげることで、脂肪もどんどん落ちやすくなってきます。痩せるためには代謝を促してくれる筋肉が必要です。ですから、筋肉太りの人は筋肉を落とすのではなく、マッサージなどで筋肉をやわらかくほぐしてあげることを意識してください。

Chapter 6

「睡眠・入浴」

よい眠りと入浴法でストレスをなくす

質のよい睡眠のポイントは「昼間に集中して歩く」

質のよい深い睡眠をとることは、美と健康の基本です。なぜなら、人は、深い睡眠に入るほど、副交感神経が活性化され、腸も一番充実して動いてくれるからです。そうすると代謝もよくなり、太りにくい体になります。また、血液の質もよくなり、肌も髪も美しく健康になります。

質のよい睡眠とは、時間の長さではありません。研究結果によると「6、7時間がベスト」だといわれますが、それより短くても長くても、いかにスムーズに副交感神経を高めて、質のよい深い睡眠に入っていくか。それが、何より大事なことなのです。

そして、案外知られていないことですが、質のよい睡眠をとるための最大のポイントは、「昼間の過ごし方」にあるのです。

なぜなら、**睡眠は、体の中に「メラトニン」というホルモンをどれだけつくれるかが、すべて。そのためには、昼間にメラトニンのもとになる「セロトニン」というホルモンをつくらなければいけない。**そして、セロトニンはどうやってできるかといえば、適度な集中と運動なのです。でも、毎日運動をするのは、なかなか大変ですよね？

ですから、質のよい睡眠をとるために、僕が一番おすすめする方法は、昼間に集中して歩くこと。だいたい合計20～30分間ぐらいは、iPodで音楽を聴いたり、携帯をチェックしたり、ぼーっと考えごとをするのもやめて、とにかく「歩く」という行為に集中する。「自分が歩いている」ということに、意識を集中する。とにかく「集中」が、キーワードです。そうすれば、みなさんはまず問題なく、質のよい睡眠をとるために十分なセロトニンをつくることができるはずです。

また、それは、決して難しいことではありません。通勤タイムを利用すれば、特別にウォーキングタイムを設けなくても、「20～30分間集中して歩く」ことは、誰でも簡単にできるはず。そして、それは事故の防止にもなります。最近、携帯で話しながら歩いていたことで事故にあったというケースもよく耳にしますが、集中して歩く習慣を身につければ、そういうことも避けられます。

また、休みの日など、時間のあるときの朝夕の散歩も、おすすめです。

ただし、このときは、「セロトニン」をつくる必要はないので、集中して歩く必要は、まったくありません。むしろ、花の匂い、風の匂い、自然の陽光を、みなさんの五感いっぱいに感じながら、ゆっくりと歩く。そうすると、呼吸も深く安定し、自律神経も整ってきます。すると、ごちゃごちゃしていた頭がすっきりしたり、心が爽やかになったり、いいアイデアが閃《ひらめ》いたりする――。

20世紀を代表する天才物理学者だったアインシュタインが、思索のために自然の中での散歩を日課にしていたというのは、そういう意味もあったのでしょう。

昼寝は、よしあし

自律神経を整えるためには、昼寝は、残念ながら、全部がいいとはいえません。休みの日に、1時間半、ゆっくりと昼寝をする。それは、まだ大丈夫。ただ、30分ぐらいの短時間の昼寝だったら、それはやめておいたほうが賢明です。1時間半眠れるのならいいのですが、ノンレム睡眠とレム睡眠の1セットで1時間半なので、それより短いとかえってつらいのです。

自律神経を整えるポイントのひとつは、「リズム」です。ですから、**生活のリズムを狂わせるような短時間の昼寝など、過度の変化にはとても弱いのです**。短い昼寝をしたあと、かえってどーんと疲れが出てしまった――というのは、自律神経が乱れたことで起こった現象なのですね。

ですから、普段、昼寝をしない人は、なるべくだったら休日も、あまり昼寝をしないほうがいい。休みの日に昼寝をすることで、夜の睡眠の質が悪くなってしまうと、それはまた、とてももったいないことだからです。

「夜の長電話」は美の大敵

第８章の「体調管理」のところでも述べますが、寝る前の１時間の過ごし方は、質のよい睡眠を得るためには、本当に大切です。

そして、そのときにできるだけ避けてほしいのが、「夜の長電話」です。仕事の愚痴や恋愛の悩みなど、親しい友人に長電話して、その瞬間はスッキリした気分になっている。でもじつは、その長電話のあいだにいろいろ余計なことを考えたり、興奮したりすることによって、交感神経が急激に高まり、自律神経のバランスがものすごく乱れてしまうのです。

しかも、長電話をしているあいだは、ほぼずーっと同じ体勢でいます。呼吸も浅くなっています。すると、体も硬直し、ますます体は負のスパイラルに入ってしまう。ですから、「夜の長電話」というのは、じつは、美の大敵です。どうしても電話をしたいときは、「今日は○分だけ」と、かける前に時間を決めておく。それを意識することで、自律神経の乱れは格段に防げます。そして、翌朝もきっと、すっきりと爽やかな気分で目覚められるはずですよ。

リラクゼーション型睡眠と緊張型睡眠の違い

4〜5時間しか寝ていないけれど、朝起きると、疲れがすっきりとれている。一方、寝ても寝ても、朝起きるとまだ疲れている。それは、この章の最初に述べた通り、睡眠の質の違いによるものです。

そして僕は、前者を「リラクゼーション型睡眠」、後者を「緊張型睡眠」と呼んでいます。

リラクゼーション型睡眠中には、自律神経も腸も体も、すべてがいい方向に向かって働いています。体も心もすーっと力が抜けて、解放されています。一方、緊張型睡眠中は、副交感神経が働いていないので血管も収縮したままですし、体全体にも、ずーっと力が入ったまま。だから、起きてもずっと疲れがとれないのです。

ストレスが多かったり、考えごとがあると、人は緊張型睡眠になりがちです。そういう人は、夜、ベッドに入ってもなかなか寝つけなかったり、寝ても眠りが浅く、何度も目を覚ましてしまったり——ということが、起こりがちです。

そんな困った緊張型睡眠を、リラクゼーション型睡眠に変えるためには、寝る前の過ごし方も、大きなポイントになります。

ストレスを解消するためにお酒を飲みたくなる気持ちはとてもよくわかりますが、でも、過度の飲酒は、交感神経をさらに高めてしまうので、マイナスです。

また、寝る直前にものすごく興奮したり、感動のあまり号泣してしまうような映画や音楽も、じつは、あまりよくありません。それらは、「夜の長電話」と同じように、交感神経を高めて、ますますみなさんを質のよい睡眠から遠ざけてしまうからです。

ですから、**眠る直前に観たり聴いたりするものは、できるだけ気楽に、軽い気持ちで楽しめるもの、あるいは心が穏やかになるようなものを選ぶこと。**また、照明も、間接照明などを工夫して、できるだけルクスを落とした暗めの光にすること。そして、パソコンや携帯に向かうのも、寝る直前はできるだけ避けるように意識すること。

そうすれば、みなさんはきっと、ストレス多き現代の都市生活の中に生きながらも、緊張型睡眠から脱皮して、リラクゼーション型睡眠にスムーズに変われるはずです。そして、この方法は、最近問題になっている「睡眠障害」を癒すにも、とても効果があります。ただし、夜、何度もトイレに行きたくて目が覚めるという人は、睡眠の質だけでなく、膀胱炎によるものである可能性もあるので、一度、きちんと医師に相談してみることをおすすめします。

40℃のお風呂に15分が究極のデトックス入浴法

夕食後から眠るまでの3時間は、質のよい睡眠に入るための準備を整える、とても大切な時間です。そのときにする入浴も、「自律神経美人」には欠かせないものです。

ただし、ここでよく意識していただきたいことは、眠る前の入浴は、体を清潔に保つということが一番の目的ではないということです。その**最大の目的はじつは、一日の終わりに滞った血流をリカバーするということなのです。**

そして、実験の結果、心と体を究極にリカバー&デトックスしてくれる入浴法は、お湯の温度は39~40℃。入浴時間は15分。最初の5分は首まで浸かり、残り10分間はみぞおちぐらいまでの半身浴。これが、ベストです。なぜなら、これほど血流がよくなり、それでいて直腸温度を上げすぎず、体の深部体温を、38・5～39℃という適温に保ってくれる入浴法はないからです。また、**お風呂から上がったあとは、必ずコップ1杯の水を飲む。**もちろん、もしも喉が渇いたら、水を飲みながらお風呂に浸かってもかまいません。

この入浴法をすると、脱水症状にもならず、最もいい形で体の老廃物をデトックスしてくれるだけでなく、お風呂から上がったあとも、いつまでもほどよいポカポカ感がつづきます。そして、自律神経も整い、すーっと安眠できる。ですから、40℃のお風呂に15分、これこそが、一日の終わりにみなさんの血流をリカバーし、細胞レベル、血管レベルからきれいにしてくれる、究極の入浴法というわけなのです。

逆に、熱すぎるお風呂には、十分注意しなければなりません。一般的に適温であるといわれている42～43℃は、医学的な見地からすれば、じつは、かなり熱すぎます。そして、熱すぎるお風呂がなぜダメなのかといえば、交感神経が急激に上がり、血管が収縮してドロドロになるから。さらに、直腸温度も急激に上がり、自律神経のバランスが乱れるので、じつはとても危険なことなのです。よくお風呂で倒れるというのは、熱すぎるお風呂に急に入ったため、血管が急に収縮したことが原因になっている場合が多いのです。

また、「面倒なのでシャワーだけ」というのも深部体温を下げてしまうので、たとえ夏場でも、自律神経の安定のためには、あまり好ましくありません。

きれいになりたいならば、40℃のお風呂に15分。これが、ベストです。

美しくなるシャワーの浴び方

とはいえ、忙しいときは、どうしてもシャワーだけですませてしまう。あるいは、朝、髪や体をきれいに整えるために、やっぱりちょっとシャワーを浴びたい——。そんな方も、多いと思います。また、シャワーにも、入浴とはまた別なリフレッシュ効果があることも確かなのです。

自律神経的にいえば、シャワーの一番の効果は、お湯の刺激を肌に与えることで、交感神経が活性化されるということ。 ちなみに、「朝のシャワーはコーヒーを飲むよりも目覚め効果が高い」という調査結果も出ています。ですから、何か気分を変えたいとき、うつうつと落ち込んだ気持ちをすっきりさせたいとき、シャワーを浴びるのは、案外、効果的なのです。

ただし、美しくなるシャワーの浴び方には、ちょっとしたコツがあります。

それは、いきなり熱いシャワーを浴びるのではなく、ぬるめのシャワーである程度、体をならしたあとに、適温の熱さのシャワーを浴びること。そうすることで、自律神経もスムーズに整いますし、また、シャワーを浴びたあとに、体が急激に冷えることも防げるからです。

シャワーを浴びるなら、最初はぬるめに、徐々に熱く。そして、浴びたあとは、体を冷やさないように、十分、注意する。これが、美しくなるシャワーの浴び方のコツのすべてです。

温泉では脱水に注意

じつは、お風呂は長く入ればいいというものではありません。また、回数も多ければいいというものでもありません。

時間でいえば、15分以上の入浴はあまりよくありません。お風呂では、気づかないうちに、汗をかいているため、あまり長く入りすぎると、脱水症状になってしまうからです。そして、脱水症状ほど体の中の血をドロドロにするものはありません。ですから、よくお風呂やサウナで、心筋梗塞や脳梗塞を起こす人がいるのは、熱いお風呂に長く入りすぎて、脱水症状になってしまったことが原因である場合が多いのです。

また、お風呂に何回も入るということも、血圧の変化が大きくなり、循環器系への負担が大きくなるので、あまり好ましいとはいえません。ですから、**ダイエットやデトックスのために、長く何回もお風呂に入るというのは、じつはマイナスなことのほうが大きいのです。**

とはいえ、せっかく温泉に行ったなら、やっぱりお湯にゆっくり浸かっていたいし、できれば何回も楽しみたいですよね？　そんなときは、脱水に十分注意をして、「あ、熱すぎるな」と思ったら、まずはゆっくり足浴や半身浴をして、体を十分にならしてから、温泉のお湯を全身で味わうことをおすすめします。そして、必ずこまめに水を補給すること。そうすれば、よくいわれる「温泉での湯あたり」も、防ぐことができます。

温泉に行ってのんびり過ごすこと自体は、副交感神経を高め、心身をリフレッシュしてくれるので、自律神経のバランスを整えるためにもとても効果があると思います。ですから、温泉好きな方は特に、温泉の上手な入り方を意識して、楽しんでください。

Chapter 7

「エイジング」

自律神経を整えれば
何歳からでもリカバーできる

副交感神経を上げることが究極のアンチエイジング

年を重ねるごとに、恋愛においても仕事においても「新しい変化」がおっくうになる。そんな話をよく耳にします。でも、それもすべて副交感神経を上げる＝自律神経を整えれば必ず変えられます。

繰り返しになりますが、**女性の場合、40歳をメドに副交感神経がガクンと下がりはじめます。**ですが、10代～30代の前半はほうっておいても副交感神経の働きが高いので、どんな変化にも順応できる。つまり、それが「若さ」です。でも、僕はそれをたんに「若さ」だけで片づけてしまいたくはありません。40代、50代、60代……、何歳になっても、心も体も若くみずみずしく好奇心に目を生き生きと輝かせる女性になってほしい。その極意が、「いかに副交感神経を上げるか」なのです。

副交感神経が下がると、肌や髪などの外見が衰えてしまうだけでなく、決断力や判断力も鈍ります。なぜなら、血管が収縮し、血流が悪くなってしまうからです。また、血流が悪くなると筋肉に血液がいかなくなるので、疲れやすくもなります。それが、年を経るにつれて「疲れた」と言うことが口癖になったり、「新しい変化」をおっくうにめんどうくさく感じてしまうメカニズムなのです。

ですから、それらはすべて、副交感神経を上げることで解決できます。**毎日の生活の中で副交感神経を高くし、細胞のすみずみまで血流をよくしていれば、どんな変化が起きても対応できます。**また、新しいことにチャレンジする意欲もどんどん出てきます。つまり、副交感神経を上げ、血流をよくし、脳にも筋肉にも血液を流すことこそが、体だけでなく心＝精神もきれいに元気にする「究極のアンチエイジング」というわけなのです。そして、副交感神経を上げ、血流をよくすると、恋愛に臆病だった人が、いい意味での恋愛体質に変わってしまう。それも、あながち大げさなことではないのです。

40歳が女性の美しさの分かれ道、でもいつでもリカバーできる

厄年《やくどし》、お肌の曲がり角など、これまで女性の美と健康について、年代ごとにさまざまなターニングポイントがあるとされてきました。そして、スタイルの変化や体力の衰えなどについて何か問題が起こっても、それは「年齢的にそうだからしかたない」というふうに片づけられてきました。

でも、**それらのほとんどは「年だから」ではなく、「自律神経の乱れ」こそが、原因な**

のです。

また、先程も述べたように、女性は40歳ぐらいから、副交感神経の働きがガクンと下がりはじめます。それによって自律神経のバランスが乱れ、美と健康にさまざまな問題が起こってくる——。ですから、自律神経的に見れば「女性の美しさの本当のターニングポイント＝分かれ道は40歳」だったのです。

でも、これまでもご紹介してきたように、自律神経のバランスを復活させる方法は、たくさんあります。しかも自律神経は、いくら年齢を重ねてもいくらでもリカバリーショットを打つことが可能です。ですから、**毎日の生活の中で、とにかく副交感神経を上げることを心がければ、みなさんにはもう、「何歳だからしかたない」というふうな諦めの言葉は、いっさい不要になります。**

「お肌の曲がり角」も、自律神経で変えられる

女性のみなさんが気にする「お肌の曲がり角」。それは25歳～30代後半といわれることが多いのですが、それもじつは、自律神経を整えれば、解決できます。

20代前半というのはまだ学生の人も多いですよね？　でも、25歳ぐらいになってくると、だいたいみんな社会人になっています。つまり、学生の環境から社会人の環境にガラッと変わったわけです。そこでまず自律神経のバランスが乱れる。また、恋愛も学生時代の恋愛とは違って結婚ということが現実化してきます。自分がイメージしていた将来と、現実の恋愛や仕事とのギャップ。そこで、ますますストレスがかかり、自律神経のバランスが乱れ、末梢の血流が悪くなってしまう。すると、肌荒れや吹き出物が出たり、お化粧のノリが悪くなってしまう――。つまり、これが「お肌の曲がり角」の正体なのです。

また、「厄年」も同じです。女性の32歳前後というのは、一般的には社会的な環境が変わるときです。職場でのポジションも上になり、責任も重くなる。恋愛も、ますます結婚が現実化してくる。そのストレスが自律神経のバランスを乱し、体調を崩すことにつながるというわけなのです。

ですから、**今、「お肌の曲がり角」とか「厄年」といわれる時期にある人は、ぜひ、自律神経にスポットを当てて、自分の癖や生活習慣＝ライフパターンを見直してみてください。**そうすれば必ず、それらがこれまでいわれていたような年齢的、生理的なものではなく、自律神経の問題だったことに気づくはず。そして、「なーんだ」と思えば、しめたものです。そのときから、みなさんは、これまでの「迷信」に惑わされない、いくつになっても美しい「自律神経美人」への扉を大きく開いているはずです。

20代、30代のポイントは水を飲むことと、一日3食の習慣

ほうっておいても副交感神経が高い20代～30代。でも、その年代にある人も、ぜひ、今から「美しい40代」を迎える準備をしておくことをおすすめします。近年、僕の周りを見渡しても、40代、50代になっても、外見的にも精神的にも年齢を感じさせない、まさに信じられないほど美しく輝いている女性がたくさんいらっしゃいます。ですが、そういう人たちにお聞きすると、案外、特別に高価な化粧品を使っているわけでも、サプリメントを飲んでいるわけでもありません。

では、いったい、何がその違いを生んだのでしょうか？

じつは、その大きなポイントは、やはり、「20代、30代の過ごし方」にありました。**20代、30代の頃から、無意識にでも、自律神経を整えるライフスタイルを心がけ、それをきちんと身につけている。**それが、女性の美の分かれ道＝40歳を過ぎても、副交感神経をガクンと下げず、いつまでも生き生きと美しくいられる理由だったのです。

とはいえ僕は、20代、30代の、まさに仕事盛り、遊び盛りの人たちに、あまり難しいことは言いたくありません。ですから、僕が「これだけは守ってください」とお願いしたいポイントは、2つだけ。①とにかくつねに「水」を飲む習慣と、②「一日3食とる習慣」を身につけてほしいということだけです。

僕自身も経験がありますが、若いうちは自律神経的にも無理がきくので、つい朝食抜きで仕事に出かけてしまう。そこを、バナナ1本、ヨーグルト一口でもいいから、食べるように意識する。そして、つねにバッグに水を入れておき、一日1～2リットルを目安にこまめに飲む。これだけをやっておけば、自律神経も安定しますし、「どんな40代になれるか？」がまったく違ってくるはずです。

40代のポイントは適度な運動

40代になっても、この本でご紹介したさまざまな方法を、とにかく楽しく続けていただければ、もう大丈夫。今、この瞬間からでも、美しい40代へと変身する、鮮やかなリカバリーショットを打つことができます。

ただ、**しいて40代でひとつだけ注意点をあげるとすれば、それは「運動不足」です。**副交感神経の働きが下がると代謝が落ちて太りやすくなるので、日頃から、たとえば、できるだけエスカレーターやエレベーターを使わないなど、それだけは、30代の頃以上に意識してください。その意識を持つだけでも、まったく変わってきます。

つまり、40代を美しくする最大のポイントは、「適度な運動」です。でも、それは決して特別に難しい運動を始めてくださいということではありません。時間のあるときに、この本の第5章「運動」でご紹介していることをちょっと意識してやってみたり、それもできなければ、とにかくよく歩くこと。それで大丈夫です。

よく歩くと、全身にバランスよく筋肉がつきます。すると、代謝が上がり、自然に痩せやすい体に変わります。また、動くことで腸への刺激も与えられます。さらに、スムーズなお通じのためにはとても大事な「肛門の括約筋」も鍛えられます。ですから、40代からよく歩く習慣を身につけておくことは、美と健康のためには、本当にいいことばかりなのです。

50代からの美しさの最大のテーマは「怒らない」

ちょっと意外かもしれませんが、50代からのテーマは、「怒らないこと」。これで、みなさんの自律神経は、どんどんよくなります。

僕は、若いうちは少々怒ってもいいと思っています。それが若い人の特権ですし、そこを通ってこなければなかなか「怒らないことのよさ」というのもわからないからです。

でも、50代になったら、いかに物事に対して冷静に客観的にいられるか？　つまり、「怒らない」ということが、いつまでも美しい女性でいるための究極のテーマだと思うのです。これまでも述べてきたように、**イライラしたり、焦ったり、怒ったりしたときは、交感神経が上がって、血管が収縮し、腸の働きも低下してしまいます。その結果、血液もドロドロになり、肌のみずみずしさもどんどん失われていきます。**このように、怒るということは、美と健康にとって、まさに「百害あって一利なし」。ですから、50代からは特に「怒らないこと」を最大のテーマにしていただきたいのです。

そして、その方法としては、「第三者の自分を置く」こと。これは、スピードスケートの金メダリストである清水宏保選手がある対談で言っていたことですが、日頃から「自分の上にもう一人、自分を客観的に見ている第三者の自分を置くトレーニング」をすると、どんなに緊張を強いられる場面でも、すっと冷静になれる、つまり、どんなときでも自律神経がきれいに整った平常心でいられるというのです。また、それは清水選手だけでなく、男性も女性も、その道で超一流といわれるような人たちに聞くと、みんな、だいたい同じことをやっています。つまり、**「意識の中にもう一人の自分＝第三者の自分を置く」ということは、物事を成功させる鍵でもあるというわけです。**

ですから、50代からの女性は、日々の中で、その「第三者の自分を置く」というトレーニング法を特に意識してはいかがでしょうか？　たとえば、何かに腹が立ったり、イライラしたとき、その光景を見ているもう一人の自分を置く。いってみれば、「アウトサイドセルフ・トレーニング」です。そして、僕はこれこそが、50代からの美と健康と、さらには生き生きと幸せで豊かな人生への、最も美しいリカバリーショットではないかと思っています。

「更年期」を死語にする

また、今後はぜひ、「更年期」という言葉も死語にしていただきたいと思います。自律神経にさえ着目すれば、更年期というのは「なって当たり前のもの」では、まったくありません。この本で述べているように、朝、起きてから寝るまでの自分の一日のライフパターンを見直して、自律神経にスポットを当てながら、自分の体の中で何が起きているのかをイメージトレーニングする。

「今日はとにかくゆっくり動くことを意識したので、これで細胞の隅々にまで血液が流れるようになった」「今日は水分もこまめにたっぷりとったので、腸もどんどんきれいになってきた」「今日は怒らなかったので、血液がさらにサラサラになった」などなど——。

そうすれば、本当に2週間で、みなさんは、見違えるように変わるはずです。

現在、更年期の年代にある方も、これから更年期の年代を迎えるという方も、どうぞ**自律神経を整え、更年期という言葉自体を、自分の人生から排除してください。**そして、美しく輝く笑顔で、すばらしい第2の人生のスタートをきっていただきたいと願っています。

ちなみに、更年期を死語にするためには、「笑顔」もポイントです。僕たちの実験でも、つくり笑いでもいいから口角を上げた笑顔をつくっただけで、完全に副交感神経が上がり、さらには免疫を高めるナチュラルキラーセル＝リンパ球の数まで上がる、というデータが出ています。笑いじわができるから笑わないという人は、本当にもったいないことをしています。笑えば笑うほど、みなさんの自律神経は整い、結果、笑いじわまでチャーミングな、心も体もみずみずしい、すてきな女性になれるからです。

Chapter 8

「体調管理」

副交感神経を上げることが
「美」と「健康」のもと

「病は気から」の真実

よく「病は気から」といわれますが、それは医学的に見ても真実です。たとえば、「これは花粉です」と言って、花粉でないものを花粉症の人に与えても体にアレルギー症状が出たりします。これなどはまさに、花粉に対する不安＝「気」が、現実の症状＝「病」を引き起こしてしまったわかりやすい例です。ですから、「病は気から」の対極として、**「自律神経の安定した、不安や心配の少ない明るくポジティブな気持ちの人は病気になりにくい」**というのも、まさに本当のことなのです。

でも、僕はあえて「病はものすごく気にしてください」とお願いしたいのです。なぜなら、それこそが「病にならない気」をつくってくれるからです。「幽霊の正体見たり、枯れ尾花」という川柳がありますが、幽霊の正体を見ないあいだは、その人の心の中に不安や恐怖がどんどんふくらんでいきます。でも、正体は幽霊などではなくたんなる枯れ尾花だったとわかった瞬間に、その人は「なーんだ」と安心し、不安も心配もふっとんでしまいます。

病気への不安もまさに、その幽霊＝枯れ尾花と同じことなのです。なぜなら、自分は何か体調が悪い気がする、乳がんだろうか、子宮がんだろうか――、そうやって検査もせずにうつうつと心配していたら、そのうつうつとした気持ちが副交感神経をどんどん下げて、**結果、本当に体調を悪くしてしまうからです。**

ですから、病への不安をゼロにするためにも、僕は「病だけは日頃からものすごく気にしてください。そして、何か変だなと思ったら、それは神様からのサインだと思ってすぐに病院に検査に行ってください」と、ぜひともお願いしたいのです。それで検査の結果、何の問題もなかった、取り越し苦労だったとわかれば、ものすごく前進です。みなさんの不安はいっぺんに解消され、自律神経も整い、まさに「病にならない気」が得られるというわけなのです。

4カ月に1回、ホームドクターのチェックを

医療の現場にいて僕がいつも本当に悔しく残念に思うのは、まだまだ若い有望な人たちが、病院の検査を怠ったために手遅れになり、惜しすぎる命をなくしてしまうことです。症状が出ているのに、仕事が忙しいと言って検査を受けない。それは本当にもったいないことです。

どんなに忙しい人でも、美容院にはだいたい1〜2カ月に1回は行っています。ですから、心身の健康を保つことも本当に美しい女性の義務だと思って、特に30代以上の女性の方は、年に1回の乳がん、子宮がん検診はもちろん、できれば4カ月に1回チェックに行っていただきたいのです。年に1〜2回の検査では、がんの発生を見逃してしまうリスクが極端に高くなってしまいます。でも、4カ月に1回であれば、早期のがんを見逃すリスクは、かぎりなく低くなります。

また、検査はつねに、信頼できるホームドクターにしてもらうことが、おすすめです。そうすれば小さな数値の変化に気づき、早期に病気を発見してくれる可能性が高まるからです。今、**がんをはじめ、ほとんどの病気は早期発見で治ります。怖いと逃げていても、不安の解消にはなりません。**自律神経を最高レベルで整えるためにも、ぜひ、4カ月に1回、ホームドクターにチェックをしてもらってください。一度、経験して、それがどれほど心身＝自律神経によい効果を及ぼすかがわかれば、それほど苦もなく、楽しく習慣化できるはずです。病院に行くのに「気が重いな」と、抵抗を感じることなく、気軽に通ってほしい。それが僕の願いです。

タバコは絶対にやめてください

厳しい言い方をするようですが、タバコを吸っている人は、絶対に、健康美人にはなれません。肺気腫やガンの発生率が高いというのはよく言われることですが、僕たちの実験によると、タバコを吸うと、末端の血流がばーっと下がります。つまり、細胞のすみずみにまで血液がいきにくくなります。ですから、やはりタバコは「百害あって一利なし」だと言わざるをえないのです。

また、「タバコを吸うと痩せる」「タバコをやめると太る」というのも、僕からしてみれば、まったくナンセンスです。**「タバコを吸うと痩せる」というのは、腸の環境が悪くなって、栄養が吸収されないから。つまり、無理なダイエットをして痩せているのと同じことなのです。**そのとき、体の中で何が起こっているかといえば、血流が滞り、血管は老化してボロボロになり、結果、肌や髪も荒れて、パサパサになっていく。だから、本気できれいになりたいと願うなら、タバコは絶対にやめてください。

今は、「禁煙外来」に行けば、とてもいい禁煙治療薬を処方してくれます。僕の知っている限り、ほぼ100%の人が禁煙に成功しています。

偏頭痛、肩コリ、冷え性、生理痛を改善するには「ゆっくり動く」

最近、若い人にも増えている偏頭痛ですが、これも基本的には交感神経が異常に高くなり、自律神経が乱れて、血管が収縮していることが原因です。ですから、偏頭痛の人というのはだいたい、肩コリで、冷え性で、生理痛も重く、疲れやすいのです。

これらを改善するには、とにかく「ゆっくり動くこと」です。たとえば、何かものを取るときでも、パッと焦って取るのではなく、ゆっくり動くことを意識する。それを一日意識するだけで、偏頭痛や肩コリも、案外、すーっと抜けたりします。特に偏頭痛の人は体に力が入って、歩くスピードも食べるスピードも速く、全体的にせかせかしている人が多いので、そういう人が、**食べるスピードも何もかもゆっくりを意識すると、それだけでかなり頭痛が楽になるケースが多いのです。**

また、肩コリには、よく絞った濡れタオルを電子レンジで温めて首に巻き、首の末端神経の血行をよくしてあげると、あっという間に楽になったりします。なぜなら、肩の痛みも基本は、交感神経が異常に高まって末端の血管が収縮し、首や肩の筋肉が緊張した結果、引き起こされる症状だからです。

さらに、生理痛の場合は、生理の3～5日前ぐらいから、いつも以上に腸内環境をよくし、副交感神経を上げるように意識することが、おすすめです。なぜなら、生理前後はホルモンの関係で、普段よりさらに副交感神経が下がりやすくなるからです。その結果、腸内環境も乱れやすくなります。生理前後に便秘になったり、お腹をこわす人が多いというのも、じつは副交感神経が下がったことで腸内環境が悪くなったことが大きな原因なのです。特に生理前は「月経前症候群（ＰＭＳ）」といって、イライラしたり、体がむくんだり、太りやすくなったりしますが、これもホルモンバランスが乱れ、それで副交感神経が下がり、腸内環境が悪くなり、血流が悪くなったことで引き起こされるものです。ですから、生理が近くなってきたら、たとえば乳酸菌やファイバー（食物繊維）を多めにとるなどの工夫をすると、ＰＭＳの不調や生理痛も、かなり改善されるはずです。

冷え性の９割は、自律神経の乱れが原因

先程も述べたように、冷え性も基本は、自律神経の乱れが原因です。しかも、データを取るとほぼ9割が、交感神経がとても高くなっています。特に、夏でも末端が冷えてしょ

うがないという人は、典型的なそのパターンです。交感神経だけが異常に上がってしまって、すみずみまで血が流れず、筋肉も強ばってしまっている。その結果、冷えたり、風邪をひきやすかったり、体調を崩しやすかったりということになってしまうのです。

そんな冷え性を改善するには、やはり、副交感神経の働きを高め、自律神経のバランスを整えるのがベストです。たとえば、39～40℃のお風呂に15分間半身浴をし、寝る前に軽いストレッチをリラックスした状態でゆっくりとやってみる。あとは、体を冷やさない食事や服装を心がけること。

体を冷やすこと＝冷え性は本当に美の大敵です。でも、大丈夫です。自律神経を整えて、血行をよくし、体のすみずみまでいい血液を流す。その意識を持てば、みなさんの冷え性は必ず改善されるはずです。

鍼やエステで副交感神経を上げる

最終的に美を求めるならば、副交感神経を上げること。「女性は副交感神経できれいになる」と言っても過言ではありません。そのために、エステやマッサージに行くのもときにはいいと思います。なぜなら、エステやマッサージは体全体の血流をよくしてくれ、結果、副交感神経を上げてくれるからです。

また、特に女性にとってのエステやマッサージの効能は、「物理的なアプローチで血行をよくしてくれる」というだけではないと思います。**人にやってもらっているという贅沢な気分や心地よいアロマの香りなども、副交感神経を上げてくれる大切な要素。**ですから、もしエステやマッサージを利用するときは、疑いなく心地よく身を任せられるサロンを選ぶことが、ポイントです。なぜなら「本当に効くのかな？」と疑うと、そこで自律神経のバランスが乱れるので、せっかく高い料金を払っても、その効果はたちまち半減してしまうからです。

また、僕たちの実験の結果、エステやマッサージ、指圧や鍼《はり》などの中で、特に副交感神経を上げてくれるのは「鍼」だということが、わかりました。ですから、高くなってしまった交感神経をしずめる目的なら、鍼もおすすめかもしれません。ただし、これも心から信頼できる治療院を選ぶこと。それが、不可欠のポイントです。

「病院の漢方」を活用するコツ

病気予防のためには、漢方を上手に活用することもおすすめです。今、漢方は、「EBM（Evidence Based Medicine）」とも呼ばれ、その効能が医学的にかなり解明されてきています。たとえば、風邪には葛根湯《かっこんとう》、インフルエンザには麻黄湯《まおうとう》、花粉症には小青竜湯《しょうせいりゅうとう》、痩せ薬としては防風通聖散《ぼうふうつうしょうさん》、ニキビには桂枝茯苓丸《けいしぶくりょうがん》などの漢方が使われ、高い効果を上げています。また、生理痛や貧血にも、漢方がよく処方されています。

そして、なぜかあまり知られていないことですが、現在、**開業医の7割が漢方を処方しています。**ですから、もし漢方に興味のある方は、病院に行ったとき、医師に「漢方の処方も可能ですか?」と一言訊ねてみてください。そうすれば、だいたいのクリニック、病院ならば、みなさんに合った漢方を、保険診療内で処方してくれるはずです。

漢方は「生薬《しょうやく》」とも呼ばれるように、西洋医学の薬に比べると、比較的効き目が穏やかで体に負担をかけにくいのが特徴です。ですが、それも自分の症状に合ったものを服用してこそのこと。ですから、生薬だからアバウトに飲んでも安心と勘違いして、むやみに漢方を服用することは絶対に避けてください。つまり、**きちんとした医師や処方箋にもとづいた「オーダーメイド漢方」を服用する。**それが、みなさんを美しく健やかにしてくれる漢方と上手につき合う最大のコツなのです。そのためにも、今後は、薬局の漢方だけでなく、「病院の漢方」も、ぜひ活用してみてください。

Chapter 9

「生活習慣」

とにかく「ゆっくり」を意識する

太陽の光と朝食で「時計遺伝子」を働かせる

みなさんは「時計遺伝子」という言葉を知っていますか。人間の体の中には、ほぼ24時間周期で、新陳代謝やホルモン分泌などがスムーズに行われるようにする機能が、あらかじめ備わっています。それが、体内時計、あるいはサーカディアンリズムといわれているものです。そして、これはじつは、24時間より少し長いといわれていて、つまり、もとから微妙にズレているのです。

さらに、本来ならば寝ている時間に起きていたり、食事をとる時間が極端に不規則になったりすると、そのズレがどんどん大きくなってしまう――。これが、ホルモンの分泌や新陳代謝を不調にさせて、結果、肌荒れや、ストレス太り、メンタルな部分では、うつなどを招いてしまったりするのです。

ですから、その**体のサイクル＝体内時計を正常な状態に保つことも、健やかに美しくなるためには、とても大切です。**では、そのためにはいったい、どうしたらいいのでしょうか？

その鍵を握るのがじつは、私たち人間の細胞の各所にある「時計遺伝子」です。最近の研究で、**この時計遺伝子こそが、体内時計を管理していることがわかってきました。**

そんな大事な時計遺伝子に正常に働いてもらうためには、いったい、どうしたらいいのでしょうか?

ポイントは、「太陽の光」と「朝食」です。

何時でもいいですから、朝、起きたら一度は窓を開けて、太陽の光、つまり蛍光灯などの人工的な光ではなく、自然の光を浴びること。次に、バナナ１本、リンゴ１個、パン一切れでもいいから、朝食をとること。そうすると、細胞の中の時計遺伝子のズレが正しくリセットされて、結果、自律神経のバランスも整いやすくなります。ちなみに、この「太陽の光」と「朝食」は、ジェットラグ、いわゆる時差ぼけ解消にも、とても効果がありま す。

朝30分だけ早く起きて、ゆっくり歯を磨く

朝、30分でもいいから、早く起きるようにする。それから、コップ１杯の水を飲み、朝食をとり、そして、ゆっくり歯を磨く。とても簡単ですが、じつはこれこそが、みなさんを美しく変えてくれる最高の朝の過ごし方。

そのキーワードは、「ゆっくり」です。

朝、すべての仕度をするときに、とにかく「ゆっくり」を心がける。そうすれば、その日一日、心も体も仕事も人間関係も、本当に何もかもがよい方向に変わります。なぜなら、とにかくゆっくりを意識して動くだけで、自然に呼吸が安定し、自律神経のバランスが整い、腸の働きも血流もよくなり、一日の始まりがいい方向に動き出してくれるからです。

しかも、そのいい状態は、ずーっとつづきます。**自律神経には、「継続性」という特徴があるので、朝、ゆっくり動くことで整えた「いい自律神経のバランス」は、その日一日、ずっとつづいてくれるからです。**

逆に、朝、ギリギリまで寝て、朝食もとらずにバタバタと焦って家を出る。そうすると、残念ながらその日一日は、すべてが悪い流れに向かってしまいます。電車に乗り遅れたり、なんとか間に合っても、ちょっとしたことでイライラして、あげく、仕事や人間関係でもミスをしたりするなど、「なんだか今日は、ついてないなあ」という日が誰にでもありますよね。でも、じつはついていないのではなく、朝、バタバタと焦って、自律神経のバランスを乱してしまったことが一番の原因なのです。

ですから、とにかく、朝は30分でもいいから早く起きて、ゆっくり、ゆったり、仕度をすること。そうすれば、腸もすっきり、体も疲れなくて、肌の調子もずっといい。さらには、判断力や直感力も増し、仕事も人間関係も、すべてがうまくいく――。

昔の人が、「早起きは三文の徳」と言ったのは、おそらく、朝の「心の余裕」が、その日一日を支配することを、実感として知っていたからなんですね。

心を落ち着かせるには、ガムを噛むか水を飲む

ガムを噛むという行為はじつは、一定の咀嚼のリズムが、下がっていた副交感神経をとても効果的に上げてくれます。また、水を一口飲むことも、効果があります。

ですから、大事な会議の前や、ここぞという勝負の前は、水を一口飲むかガムを噛むこと。そうすれば、みなさんの自律神経は安定し、結果、あがらずに、実力通り、あるいは実力以上のパフォーマンスができるようになります。たとえばメジャーリーガーが試合中にガムを噛んでいるのも、じつはそのためです。**一流のアスリートたちは別にガムが大好きだから噛んでいるのではなく、自らの自律神経を安定させて、パフォーマンスを最大限に高めるためにガムを噛んでいるのです。**

また、何かに腹が立ったり、イライラしたときも、ぜひガムと水の力を活用してくださ

い。「イラッときたら、ガムか水」。これを意識すれば、みなさんの自律神経は一瞬でリカバーできるようになるはずです。

ゆっくり、淡々と喋る

みなさんの自律神経をより高いレベルで整え、心身ともに美しく幸せになっていただくために、いつも意識してもらいたいのが「ゆっくり、淡々と喋《しゃべ》る」ということです。なぜなら、**ゆっくり喋ると、まず呼吸が安定します。結果、副交感神経が高まり、自律神経のバランスも整います。**すると、細胞のすみずみにまでいい血液が流れ、心身の能力＝パフォーマンスも、どんどん高くなってくるのです。

しかも、ゆっくり、淡々と喋ることは、みなさんの「言葉の力」も増してくれます。

ですから、大事な打ち合わせや会議などで一番相手を納得させる喋り方も、まさに、「ゆっくり、淡々と喋る」ことなのです。なぜなら、ゆっくり話すほど自分が話すべき内容が明確になり、相手にもよく伝わるからです。よく見ると、なぜか人の心を惹きつける、「ああ、いい感じだな、聡明だな、エレガントだな」というお話やスピーチができる人は、だいたいこの「ゆっくり、淡々と」という喋り方をしているはずです。

逆に、**早口になると、呼吸が浅くなります。すると、自分の自律神経のバランスが乱れるだけでなく、相手の副交感神経も下げてしまいます。**すると、みなさんの発言はどんどん軽いものになってしまいます。

ですから、聡明でエレガントな「自律神経美人」を目指すなら、ぜひ、普段から「ゆっくり、淡々と喋る」習慣を身につけていただきたいのです。

朝、鏡に向かって口角を上げて微笑む

これは実験でも証明されていることですが、**口角を上げてニコッと笑うと副交感神経の数値がぐんと上がります。**また、笑うことでリンパ球の中の「ナチュラルキラーセル＝ウイルスやがん細胞が来たら攻撃してくれる細胞」の働きまで活性化します。

たとえば、余命3カ月と診断された小児がんの男の子が、父親と世界中に好きな蝶を追いかける旅に出たら半年後にがんが消えてしまったという例があります。本当に好きなことをやって楽しく笑っているとこんな奇跡も起こるのです。

ですから、朝、鏡に向かったとき、まずは口角を上げてニッコリ微笑んでください。そして、その後もたとえつくり笑いでもいいので、口角を上げて笑うことを意識してください。そうすれば、みなさんの自律神経はますます整い、笑顔もどんどん美しく輝いてきます。

逆に、怒ると副交感神経が、ぐんと下がります。そして、血液もドロドロに――。ですから、ついつい怒ってしまったときも、すぐに口角を上げて微笑んでリカバー。そうすれば、みなさんの心と体の魅力＝パフォーマンスは、ますます高まるはずです。

調子の悪いときほど、上を向いて

何か嫌なことがあって、心が暗くなる。そういうときは、まず笑顔が消えます。そして、顔は下を向いて、背中は丸くなり、姿勢が悪くなる。すると、気道が狭くなり、呼吸が浅くなり、自律神経はますます悪い方向にいきます。副交換神経がガクンと下がるので、リンパ球の中のナチュラルキラーセルもどんどん減り、結果、風邪をひいたり、体調も崩してしまう――。

つまり、暗いことや嫌なことが起きたとき、人はほうっておくと、嫌なことや悪いことをもっと強化する方向に進んでしまう、いわば「負のスパイラル」に陥ってしまうわけなのです。

とはいえ、本当につらく悲しいとき、すぐに「胸を張って元気に歩き出す」というのは、とても無理です。だから、僕はそんなとき、「まずは、上を向いてくださいね」と提案するのです。どんなにつらく、嫌なことがあっても、ちょっとあごを上げるぐらいならできる。すると気道がストレートになり、自然に呼吸が深くなる。その結果、副交感神経の働きが上がり、自律神経のバランスが安定してくる。つまり、**上を向くことで、悪い流れ＝負のスパイラルを断ち切り、無理なくプラスの方向に変えることができるのです。**

ですから、僕が好きな「上を向いて歩こう」、あの歌は、自律神経的に見ても本当にすばらしい名曲だなあと思うのです。

自然は副交感神経の強い味方

人間は、五感で生きています。ですから、視覚・嗅覚・聴覚をどう味方につけるかでも人生は本当に変わってきます。特に水、香り、音、自然は、すべて副交感神経の強い味方です。たとえば、僕が時々、アドバイスをさせていただいているプロゴルファーの横田真一選手は、ギリギリのプレッシャーがかかった瞬間、「芝の匂い、風の匂い」を味方にして、自律神経を整え、結果、見事に13年ぶりの復活優勝を遂げました。

そんなふうに、**何かに追い詰められた気持ちになったとき、ここぞという勝負のとき、あるいは気分がくさくさしているとき、そういうときはぜひ、空を見上げ、風や花の香りをかいでみてください。**いい緊張感でも悪い緊張感でも、人はそのとき、我を見失ってしまいます。緊張感が強いと、目の前しか見えなくなり、ほとんど呼吸もしていない状態になります。ですから、他に意識を向けることが大切なのですが、そのときに自然の力を借りると、無理せず視野を広げることができるのです。

そうすると、自律神経が整うだけでなく、「ああ、人間は一人で生きているのではない。自然とともに生きているんだなぁ」ということにも気づかされ、心が安らかになり、きっと、元気も湧いてきますよ。

これまでも述べてきたように、「心の余裕」は、自律神経を整えるためには、本当に大切です。ですから僕は、ぜひみなさんにも「約束時間10分前の法則」を生活習慣の中に取り入れることをおすすめしたいのです。

出社時間も、会議時間も、恋人や友人との約束も、どんな約束も10分前に行く。そうすれば、**心に余裕が出て自律神経は安定し、思わぬアクシデントやハプニングにあっても、どんな状況が起こっても対応でき、ミスも防げます。**ですから、この「約束時間10分前の法則」は、最高のリスク管理法のひとつにもなるのです。

また、この法則を１週間、１カ月、１年と守りつづけることで、みなさんの中に、必ずちっちゃな自信が積み重なってくるはず。そして、その自信は、みなさんをさらに美しく変えてくれるのです。

一日30分は自分一人の自由な時間を

毎日30分でもいいから、自分一人の自由な時間を持つ。そう意識すると、ダラダラ過ごす無駄な時間が減り、生活にリズムが出てきます。そして、**「リズムある生活」も、自律神経を整えてくれる、とても大切な鍵のひとつなのです。**

ですから、たとえば仕事の帰りにお気に入りのカフェでお茶をしながら本を読む。あるいは、家に帰っても必ず30分は「好きなテレビを観る」と決める。あるいは、ゆっくりと好きな音楽を聴く――。つまり、「一人の時間の内容」は何でもいいのです。「この30分は自分のためだけの本当に自由な時間だ」と意識すること、それがコツです。

人は、決められたスケジュールと離れたところで「時間」を意識することはほとんどないのです。でも、一日30分、自分だけの時間をつくることで、初めて時間の中の自分の存在感を認識することができます。普段はスケジュールに気を取られ流されてしまいますが、予定とは違う自分だけの時間を意識することで、その一日の意識も変わってくるのです。

そうすると、その他の時間をダラダラ無駄に過ごすことなく、充実してきます。そして、気がつけば、みなさんの生活全体が、自律神経を整えてくれるリズムある生活に変わってくる――。つまり、これもみなさんをよりきれいにしてくれる「時間管理術」のひとつなのです。

手帳の案件には番号で、パーフェクトな時間管理

手帳に書き込む案件には必ず番号を振り、その日、その週、その月に何をいくつすべきかを一目でわかるようにすること。これが、最高の時間管理のコツです。この手帳の書き方はじつは、僕がイギリスに留学していたとき学んだ、外国のカルテの書き方にならったものなのです。

外国のカルテの書き方は「セブンライン」といって、その患者さんについて、必ず7個、重要なことを書き込みます。そして、そこに番号を振っていく。そうすると、ただ7項目を羅列するだけよりも、その内容が、頭の中で整理され、意識の中にもすごく残るのです。ただし、番号は、別に重要度が高い順に振っていく必要はありません。番号を振る、その行為によって、その内容が頭の中で整理される、それが大事。そして、その効果は、たしかにすばらしいものだと実感しました。

ですから、僕はもうずっと前から、自分の手帳にもこの「セブンライン方式」を使っています。そうすると、本当にスムーズに時間管理ができるようになり、無駄な時間も減り、結果、最高のリスク管理にもつながっています。

パーフェクトな時間管理とリスク管理は、自律神経を整える最高のコツのひとつです。

ですから、別に7個でなくてもいいので、その日の案件には順番に番号を振って手帳に書き込むこと。そうすれば、みなさんの手帳はどんどん、時間管理がパーフェクトにできる、完璧な手帳に変わってくるはずです。

1週間に一日は、早く帰る日をつくる

手帳の管理ができ、時間管理がうまくできるようになったら、次はぜひ、1週間に一日、早く帰る日をつくってみてください。土日以外の平日、一日だけでも、何も予定を入れないで家に早く帰る。そうすると、そこでみなさんの自律神経は、とてもいいバランスにリセットされます。そして、ますます他の時間が充実してきます。

とはいえ、忙しくて毎週は無理という方は、2週間に一日、あるいは1カ月に一日でもいいから、何の予定も入れないで早く帰る日をつくって、手帳に書き込んでください。

一日30分は自分の時間を持つところでも述べましたが、「自分の時間を意識した行動」というのが大切なのです。仕事や友人との約束、テレビ番組など、みなさんの周りには「受け身」の時間が多く、それは自分から意識した時間ではないのです。**自分で意識する**

時間は、自分を見つめ直す時間でもあります。そうすることで、どんどんいいリズムが生まれ、結果、みなさんの自律神経も人生も、必ずよい方向に変わってきます。

読書とテレビは、時間を決める

本は、人生を豊かにしてくれる宝。僕も本当に読書が好きです。ただ、自律神経を乱さないためには、読む前に「今日は何時まで読む」と終わりの時間を決めること。そうすると、意識も集中するし、自律神経も安定したままで、その読書の時間がよりすばらしいものに変わります。たとえば「新幹線の中で読書をすると意外に集中できる」というのも、つまり、終わりの時間がはっきり意識できているからなのです。

逆にダラダラと読んでしまっては、集中力を欠き、せっかくの読書も、あまり有意義なものではなくなってしまいます。

また、テレビを観るのも、まったく同じことです。家に帰ってすぐにテレビをつけて、時間を決めずダラダラと観てしまう。これほど時間を無駄にし、自律神経を乱す観方もありません。僕も以前はそうでしたから、本当によくわかります。ですからテレビも時間を決めて楽しむこと。ただし、その長さは自由です。もしも時間の余裕があるのであれば、2時間でも3時間でも好きなだけ観てください。ただし、時間を区切ること。その意識が、自律神経を整えるリズムある生活をつくるポイントです。

「ながら携帯」は、できるだけやめる

先程も述べましたが、「時間を区切らずダラダラ何かをする」ということは、生活のリズムを乱し、結果、自律神経をどんどん悪いバランスのほうへ下げてしまいます。

ですから、携帯電話やメールも使う時間を決めて、四六時中ダラダラと電話やメールをする、「ながら携帯」「ながらメール」をやめるよう意識すること。なぜなら、今、「ながら携帯」と「ながらメール」が、本当に多くの人の自律神経を乱すもとになっていると実感するからです。

もちろん、仕事や大切な用事での携帯電話、メールは大切です。すばやく返事をしたほうがいいに決まっています。でも、なんだか手持無沙汰で……というだけでダラダラと携帯やメールを使うのは、やはり、あまりおすすめできません。特に、**夜、寝る前にダラダ**

ラと電話やメールをしていて、いいことはほとんどありません。

たとえば「プライベートのメールは夕方の1時間にチェック」というふうに決めたほうが、むしろ携帯メール上手になると思います。

一日の終わりに短い日記をつける

「一日の終わりに7行前後の短い日記をつける」、これは自律神経を整えるために、本当に効果があります。

日記というのは、「明日への準備」です。過去を書いていくような感じがするけれどもじつは、日記というのは未来への扉みたいなもの。そして、日記を書くとどういうことが起こるかといえば、まずはデトックスです。人間は生きていれば、毎日いいことばかりではない、失敗することも嫌なことも多々あります。でも、それを文字に書き出すと、それだけで本当に不思議なぐらい、すっきりする。「あれ、本当にそんなに嫌なことだったのかな?」とか、「そんなに大したことじゃないかも?」と思えてくる。ですから、**一日の終わりに短い日記を書き、嫌なことを「形」にするというのは、ものすごくいい心の解毒**

＝デトックスになる、精神科医も使っている手法なのです。

そして、そんな日記の効果をより高めるためには、書く順番にもちょっとしたコツがあります。**最初は「その日で一番失敗したこと」、最後に「その日で一番感動したこと」を書くこと。**なぜなら、最初にその日の自分＝失敗したことを検証し、最後に感動したよいことで締めくくることで、眠る前の自律神経を、ものすごくいい方向に充実させてくれるからです。

また、日記の中でも僕のおすすめは、3年分が1冊にまとまっている「3年日記」です。一日分のマス目も7行日記にはちょうどいいし、3年ぐらいのスパンで先のことを考えられるのもいい。ちなみに、これまで僕がお会いしてきた起業家の人たちもやはり、「日記をつけ出してから、やけに一日が充実するようになった」と言っていました。「失敗しても成功してもすごく一日が充実するようになって、翌日のやるべきことも明確になった。そうしたら、何か心がすごく落ち着いた」とも言っていました。

日記をつけるということは、本当に単純なことです。でも、これを押さえておくと、自律神経のバランス＝体も、絶対的にいい方向へいくようになります。だいたい、2週間つづければ劇的に変化を実感します。

日記をつけることを含めて、寝る前の1時間を充実させることは、本当にみなさんの人生を変えます。さらにいえば、寝る前の1時間と、先程述べた「自分のための30分」。一日の中でのこの2つの時間の過ごし方＝生活習慣で人生が決まるといっても、過言ではないと僕は思っています。そして、そのためにも**寝る前の1時間は、日記を書くだけでなく、穏やかに明日の準備をすることを意識してください。**

歩き方ひとつでその日のすべてが変わる

歩き方というのは、本当に、その人の自律神経のバランスが如実に出ると思います。もっといえば、歩き方ひとつで、その日一日のすべてが変わってしまいます。

俯いて、背中を丸めて歩いていると、気道が狭まり、呼吸が浅くなり、血流も滞って、自律神経のバランスはどんどん悪くなっていきます。

ですから、「あ、今日はちょっと調子が悪いな」と思ったときほど、目線を上げて歩くことを意識してください。**理想的な歩き方は、背筋を伸ばして、肩の力を抜き、頭の中心がまっすぐ空につながっているような意識で首を伸ばし、脚ではなく、おへそから前に出すような気持ちで歩くこと。**そして、ゆっくり歩く。そうすれば、気道がストレートになり、呼吸も自然に深くなり、気持ちがすっと落ち着いて、自律神経のバランスも整ってきます。

美しい人は、美しく歩く。これは、真実です。ですから、歩き方ひとつを意識するだけでも、みなさんはどんどん美しく生まれ変われます。

イライラしたときは手首のタッピング、やる気を出したいときは薬指を揉む

イライラしたり、焦ったとき、簡単にできる対処法があります。それは、手首のタッピングです。腕の表側、手首から指3本分ぐらい上のところを、もう一方の手の指（人差し指と中指）で、軽くリズミカルにタッピングする。そうすると、イライラしたり、パニックになっていたものが、案外と、落ち着いてきます。なぜなら、手首の少し上には、副交感神経を上げてくれるツボがあるからです。

また、どうにもやる気が出ないというときは、薬指の第一関節のところを優しく揉《も》んでマッサージすること。そこには、交感神経を上げてくれるツボがあるので、揉むことで、心の活力も上げてくれるからです。

そして、タッピングも、薬指のマッサージも、左右どちらの手でもかまいません。また、時間も好きなだけ。みなさんが「あ、気持ちいいな、気分がよくなってきたな」と感じるまででOKです。

Chapter 10

「メンタル」

「意識」することで自律神経の乱れを整える

平常心を保つには「意識する」

これまでにも述べてきたように、意識することで、すでに問題の半分は解決します。あるいは、意識するだけでみなさんはすでに50%変わっています。これは、まさに真理です。そして、この**「意識する」ということこそが、自律神経を整え、平常心を保つ、最大のキーワードでもあるのです。**

私たちは今、まさに自律神経＝平常心が乱されることばかりの社会環境の中に生きています。たとえば満員電車に乗っても乱れる。上司に何か言われても乱れる。あるいは、その日の気圧でも乱れますし、高いヒールをはきすぎても乱れる——。ですから、そんな乱されるばかりの環境の中にあるとまず認識して、次にその中でどうやって自分の自律神経を切り替えて安定させていくか？　それが、この本で最も大切なポイントのひとつなのです。

そして、それがすなわち「意識すること」です。

たとえば、僕の場合でも、「今日はなんとなく仕事でミスする気がする、だから気をつけよう」と意識しただけで、もう50%は改善しています。あとは、この本の第4章「呼吸」の中でもご紹介している自律神経を整える呼吸法などを意識してやれば、残りの50%

もリカバーできるのです。

人は大きく分けると以下の5つ、**①余裕のないとき　②自信がないとき　③未知のものに遭遇したとき　④体調が悪いとき　⑤環境が悪いとき**

このときが一番自律神経が乱れ、ミスをしやすいのです。ですから、そんな状況になったときは、「あ、乱れてるな」と意識する。それで、もう50％、問題は解決します。そして、みなさんの自律神経はどんどんよい方向にリカバーしていくのです。

とはいえ、どんなに意識していても、この現代社会では、予想外のハプニングやアクシデントがたくさんあります。食事が遅れたり、生活のリズムが不規則にならざるをえないこともたくさんあります。でも、「自律神経美人」になることを諦める必要も、自分はダメだと落ち込む必要もまったくありません。なぜなら、そんなときでも「あ、食事が遅れたな、じゃあちょっと水を飲んで、あとで軽めに食べてリカバーしよう」と意識し、気をつけるということをつづけていくだけで、みなさんはいつでも平常心を保てる人に変わっているからです。

日頃のリスク管理でパニックは避けられる

また、つねに自律神経を安定させる方向に持っていく＝パニックになることを避けるには、日頃のリスク管理や準備も、とても大切です。

たとえば、僕が自分でも毎朝実践しているのが、**絶対に忘れてはならないものを「さけとかめ」（さ＝財布。け＝携帯。と＝時計。か＝鍵。め＝名刺）と言いながら、玄関を出る前に一度、確認すること。**さらに、カードや免許証が入った財布を紛失した際に連絡すべき電話番号も、すべて手帳に書いて持ち歩いています。そうすれば、忘れものをして慌ててパニックにならずにすみますし、うっかり財布を落としてしまったとしても、手帳を見て、何カ所かに電話をすればすみます。

つまり、これが、パニックにならない＝いつも平常心でいるための、日頃のリスク管理であり、準備なのです。

本当に、ほんのちょっとの手間で、人は誰でも不慮のトラブルを回避し、心を落ち着かせることができるのです。ですから、「備えあれば憂いなし」。この言葉は、「自律神経美人」を目指すみなさんには、特に意識していただきたい真理の言葉なのです。

思い出の写真でモチベーションを上げる

「思い出」というのは、じつは自律神経にとてもいい働きをしてくれます。たとえば僕の場合は、留学していたときの思い出＝アイルランドの風景の写真が、一番心を落ち着かせてくれます。ですから、僕の仕事場のデスクの上には、いつもアイルランドのトリニティ大学の前の芝の写真が飾ってあるのです。仕事や人間関係に疲れたとき、ふと、その写真をながめる。すると、どんどん自分のモチベーションが上がってくるのがわかります。留学時代は本当に眠る時間もないぐらい、まさに地獄のように大変だったのですが、あの大変さを乗り越えたんだという**「思い出」が、僕の自律神経のバランスを整え、勇気や元気を与えてくれるのです。**

そして、そんな思い出は、みなさんにもきっとあるはずです。もちろん、その思い出は、写真でなくとも、大切な人にいただいたものでも旅のお土産でも、香りでも音楽でもかまいません。大切なのは、そのものに触れると、一瞬で自分がその頃の気持ちに戻れ、すごく嬉しく懐かしくなってくるということ――。それが、つまり、「思い出」のパワーです。そして、そういうものを身近に置いて、効果的にその力を借りる。思い出のパワーを活用して懐かしい自分にリフレインするのは、自律神経が整ったメンタルを保つ上で、とても大事なことだと思います。

何事もゆっくり、がエレガントへの道

世界中のエレガントだといわれる女性をよく観察すると、みなさん、物腰も表情も穏やかで、さらに人への細やかな気遣いが見られます。つまり、**エレガントな人というのは言い換えれば、「自律神経のバランスが非常によい人」ということなのです。**

ですから、真のエレガント美人を目指すなら、やっぱり、ゆっくり動くことがスタートです。何事もゆっくり動く、そうすると、絶対的に自律神経のバランスが安定してきて、笑顔だけでなく、食べること、飲むこと、その人の所作のひとつひとつまでが、本当に優美に変わってきます。

そして、エレガントになるだけでなく、ゆっくり動くことで、人生にもミラクルが起こります。感じのよさやエレガンスさを身につけることで、人に好かれ、愛されるようになりますし、物事も何かとスムーズに運ぶようになります。また、自律神経のバランスを整

えるということは、自分の潜在能力を100%以上引き出すことにもつながりますから、もちろん頭の回転もよくなりますし、細かいところに気配りもできるようになり、結果、エレガントでありながら、本当に仕事のできる女性にもなれるのです。

焦った気持ちが楽になる魔法の言葉

自律神経は、じつはちょっとした一言でも変えることができます。なかでも、僕が自律神経を変える一番の魔法の言葉だと思っているのが、「After You」＝「お先にどうぞ」です。この言葉は、僕がイギリスに留学していた時代に、いろいろなシーンで人々が口にしているのを耳にして本当に感動した言葉なのですが、残念ながら最近の日本ではあまり耳にすることができなくなりました。

でも、みなさんにはぜひ、この魔法の言葉をもっと使っていただきたいのです。たとえば、エレベーターに乗るときでも、ふっと「お先にどうぞ」と言った瞬間に、気持ちがよくなります。一瞬で、何かちょっと晴れやかな気分にもなれます。そして、それまで焦っていた気持ちが、ふっと楽になる――。ですから、この「お先にどうぞ」という言葉は、本当に、自律神経を整える魔法の言葉なんですね。しかもこの言葉は、それを耳にした人の自律神経も高めてくれるのです。

ストレスはあえて感じる、それがストレスを軽くするコツ

ストレスから逃げないで、いったんは、そのストレスをあえて感じるようにする。それがじつは、ストレスを軽くする最大のコツです。なぜなら、人間というのは、「ストレスや不安を感じないようにしよう」とすればするほど、むしろそのストレスや不安を感じてしまうからです。

医学的に**ストレスはある程度受けていないと、細胞が活性化しないで死んでいってしまいます。ですから、適度なストレスは必要なのです。**

では、「ストレスを受け止める」とはどういうことでしょう。みなさんはよく「ストレスが溜まっちゃって」と口にしますが、そのストレスが何なのか、具体的な形になっていないのではないでしょうか。漠然と「ストレス」を感じている。まず、ストレスをひとつの形にしましょう。つまり、ストレスに対して、しっかりとした意識を持つということで

す。アバウトではなく、何がストレスなのか（家庭、仕事、環境、健康など）を明確にすれば、それにどう対応すべきか、対処法が見えてきます。そしてストレスは軽減されます。

逃げないで、一度立ち止まって、そのストレスや不安をゆっくり真正面から受け止めるようにすると、だんだん心が慣れてきて、どんどんそれにストレスを感じている自分が馬鹿らしくなってくる――。そうすればもう、みなさんのストレスは50％以上軽くなっています。そして、心が軽くなってきたら、ますます副交感神経を上げることをやってみる。**なかでも一番のおすすめは、眠ることです。そして、朝目覚めたら、コップ1杯の水を飲み、そして上を向いてゆっくり呼吸をし、鏡の前でにっこり口角を上げて自分に向かって微笑んでみる――**。これで、みなさんのストレスはもう、どんどん流れて消えていくようになるはずです。

乱れた自律神経は、大泣きすると一気に戻る

何をやっても重い気分が抜けきれない、イライラしてしかたない、とことんやる気が出ない――。そんなふうに本当に自律神経が乱れてしまったときは、泣ける映画やドラマな

どを観て、「涙を流して大泣きする」というのも、ひとつの方法です。

人が大声で涙を流して泣いているときにどういうことが起こっているかというと、最初は感情が爆発しているので、交感神経が急激に上がります。でも、交感神経は急激に上がると必ずリバウンドが起こるので、その後はまさにメーターが振りきれるようにガクンと下がり、代わりに副交感神経が急上昇します。その結果、自律神経のバランスが一気に戻る――。ですから、乱れた自律神経を一気に整えたいときの荒療治は、「思いきり泣くこと」というわけなのです。

たとえば失恋したときでも、**思いきり泣いたあとは、やけにすっきりした冷静な自分がいるのに気づいたりしますが、それも、泣くことで自律神経のバランスが一気に戻ったからです。**また、「泣ける映画」とか「泣ける本」などに人気が集まるのも、同じ理屈です。みんなが潜在意識の中で、泣けるものは心をすっきりさせてくれる＝自律神経を整えてくれるということを知っているからなのです。

また、すごく緊張を強いられることがある場合も、それをやる前に、ちょっと泣けるものを観たり聴いたりするのは、緊張をほぐすにはとても有効です。

そしてちなみに、「涙もろい」というのも、自律神経的に見れば、とてもよいことなので、安心してください。涙もろい＝ちょっとしたことで涙が出るというのは、それだけ感受性が鋭いということ。すなわち自律神経のバランスがすごく安定しているという証なのですから。

「どんなときも笑顔で返す」が、究極のゴール

また、「笑う」ということも、乱れた自律神経を一気に引き戻してくれる、とても効果的な方法です。口角を上げるだけで、副交感神経が上がり、同時に血流も上がるというデータもあります。

昨年、サッカーのなでしこジャパンがワールドカップで見事な逆転優勝を遂げた背景にも、つねにジョークを言ったり、お笑いのDVDを観てみんなで笑ったりなど、佐々木則夫監督のみんなを笑わせる気配り・工夫があったと聞きました。思い出せば、見事な逆転劇を見せてくれたアメリカとの決勝戦の、最後のPK決定戦の直前も、円陣を組んだチームのみんなには、明るい笑顔がありました。

どんなに腹が立つようなときでも、怒らないでおだやかな笑顔で返せる。どんなピンチのときでも、いつも明るい笑顔を忘れない。それが、自律神経美人の究極のゴールです。

そして、それは、なでしこジャパンの選手のように、日本女性本来の、美しさ、すばらしさを、最大限に発揮したものでもあるのです。

一人でがんばらない、「Take it Easy!」＝気楽に行こう

どんなに自律神経のバランスがよくなったとしても、基本、人間は弱いものです。ですから、一人でがんばろうと強がらないことも、とても大切です。

僕が初めてアイルランドに留学して臨床医師としての勤務をスタートしたときも、最初は言葉のハンデもあり、どんなにがんばってリカバーしようとあがいても、自律神経のバランスはどんどん最悪になっていきました。そんなとき、一番励まされた言葉が、同僚の医師からかけてもらった「Take it Easy!」＝「気楽に行こう」だったのです。そして、その言葉を聞いた瞬間に、僕の中で張り詰めていたものがスッと抜けたのでした。

そんなふうに、「Take it Easy!＝気楽に行こう」という言葉は、自律神経を整えるには、本当にすばらしい言葉だと思います。特に、一人でがんばりすぎるタイプの人は、時々、心の中で自分にそう声をかけてあげてください。

緊張の糸は1本だけ残しておく

先程から述べているように、あまりストイックにがんばりすぎない、緊張しすぎないということは、自律神経を整えるためには、とても大切です。でも、すべての緊張の糸をゆるめてしまって、些細なことで一喜一憂するというのも、じつは自律神経のバランスにはあまりよいことではないのです。**緊張の糸が完全に切れてしまうと、副交感神経が上がりすぎ、リラックスしすぎてしまいます。自律神経にはつねに適度な緊張も必要です。**油断は禁物だということです。

プロゴルファーの青木功選手が、どんなすごいパットを決めても、ガッツポーズをほとんどしないでかすかに微笑むぐらいに抑えているのも、じつは緊張の糸をゆるめないためなのです。また、フィギュアスケートのキム・ヨナ選手や、安藤美姫選手が最高にすばらしい演技をしたときも、同じです。彼女たちを見ていると、すばらしい演技をしたときほど、終わったときの表情は、おだやかで優しい微笑みになっています。それは、まさに緊張の糸を1本、しっかり残している状態なのです。

ただし、緊張の糸を1本残すとは、「いつもギリギリと緊張していてください」ということではありません。自分の感情のままに激しく一喜一憂するのではなく、ちょっとだけ自分の感情から距離をおくこと。そうすれば、自律神経が安定し、美と幸福の女神が、きっとみなさんに微笑んでくれるはずです。

逆に、激しく一喜一憂したときには、だいたい失敗しているケースが多いはずです。

自分を好きになるには、ちっちゃな自信を持つこと

自分に自信がない、自分が好きではない、そういうメンタルは、自律神経もどんどん乱してしまいます。でも、それはちっちゃな自信を積み重ねていくことで、見違えるように変えられます。たとえば何かハンディを感じている子供たちを見ていても、最初は本当に自信がありません。それはやはり、「他の人ができることができない」そのことが大きなコンプレックスになっているからです。でも、そういう子供たちも、何かひとつのことに自信を持つと、驚くほど明るく生き生きとした表情に変わってきます。しかもひとつ自信を持つと、その自信がさらに自信を呼び、結果、どんどん自律神経の安定した、明るい強

い心を持った子供に成長していくのです。

ですから僕は、自分に自信がない、自分が好きになれないという人にはまず「日常生活の中に、ちっちゃな自信を見いだすこと」を、ぜひお願いしたいのです。

そして、それは本当にちっちゃな、些細なことでかまいません。たとえば、この本を読んで、会社に行くときはエレベーターは使わないと決めた。それを3日守り、1週間守り、1カ月守った、それだけでも十分です。そんな日常の中でできるちっちゃな自信の積み重ねが、やがて、大きな自信となり、自分の長所を最大限に伸ばす生き方につながるからです。

「コンプレックス」も、味方に変える

また「コンプレックス」もじつは、使い方次第で、自律神経を整えるための、強い味方になってくれます。なぜなら、自分はダメだというコンプレックス＝ストレスは、「自律神経」を活性化させてくれるものでもあるからです。

この本でも述べてきたように、過度なストレスは美と健康の大敵です。でも、まったく

ストレスがない＝ストレスフリーな状態では、自律神経もかえって働かなくなってしまう。ですから、コンプレックスも使い方次第だというのです。

きれいな人ほどよく「自分はコンプレックスの塊で……」と言いますが、それはあながち謙遜ではなく、本心なんだろうと僕は思うのです。

自分はここはダメだから、もっときれいになろう、もっとよくなろう、そういう**コンプレックス＝ストレスは、適度に与えていれば、時計遺伝子と自律神経にもいい刺激となり、血流もよくなり、細胞も生き生きとしてきます。**ですから、自信がなさすぎるのも困るのですが、自信がありすぎて、自分に満足してゆるみきってしまうのは、もっとよくないのです。なぜならば、そういう人は、副交感神経が上がりすぎて交感神経が上がらず、まったく変化＝進化する活動力が出てこないからです。

ですから、もしみなさんにコンプレックスがあっても、どうぞそれを恥じないでくださ い。なぜなら、コンプレックスがあるからこそ、みなさんはいつまでも美しく進化しつづけられるのですから。

Chapter 11

「恋愛・人間関係」

いい関係はいい自律神経から

いい恋愛は「自律神経のトータルパワー」を上げてくれる

「恋愛」とはおそらく、私たちの自律神経を整えてくれる「最高の魔法」のひとつです。

女性はいい恋愛をしているとき、本当に見違えるようにきれいになります。瞳には目力が、肌にはハリとツヤが出て、表情もやわらかく優しくなります。そして、全身からは輝くような幸せオーラが匂い出てきます。

いったいなぜなのでしょうか？

それは、いい恋愛が、自分の中に眠っている未知の能力を引き出してくれ、「自律神経のトータルパワー」を上げてくれるからです。

たとえば、普段なら遠出をするのがおっくうだという人でも、好きな人に会うためだったら、沖縄でも北海道でも飛んでいけます。しかも、そこには「疲れる」という言葉も一切出てきません。それこそが、自律神経。恋愛の持つすばらしい魔法＝威力によって、その人の自律神経のトータルパワーが最高に引き上げられた証なのです。

そして、いい恋愛とは、別に片想いであってもいいのです。大切なことは、その人のことを想うだけで心がときめき、自分だけではなく相手の幸せをも心から願えるロマンチックで美しい愛に満たされること。そうすれば、自律神経はさらに整い、血流はますますよくなり、心も体も、これまでにないパフォーマンスができるようになります。

ですから、どうぞ、**片想いでもいいので、どんどんすてきな恋愛をして、恋愛の魔法を活用してください。**いい恋愛をするたびに、みなさんは未知の自分に遭遇し、心も体もますます幸せにきれいになるはずです。

愛される人は、恋愛を「腸」でする

「便秘外来」に訪れる人を見ていると、いい恋愛をするもしないも、やっぱり腸の美しさ＝自律神経だな、と本当に実感します。極端に表現すれば「恋愛は腸でしてください」と言いたくなるぐらいです。それはなぜかといえば、**腸の環境が悪く、自律神経のバランスが乱れている人は、血流が滞り、体全体の調子も悪いので、表情も暗くなりがち。そして、些細なことにイライラしたり、怒ったり、くよくよしたりしがちだからです。そうすると、やっぱり恋愛は、なかなかうまくいきません。**いくら最新のメイクをし、流行のファッションを身にまとっても、その人はやはり、魅力的に見えないからです。しかも、腸と自律神経が整っていなければ、直感力や観察力、判断力も鈍ります。すると、自分に似合わない、とんでもなくおかしなメイクやファッションを選んでしまったり、あるいはよくない人に騙《だま》されたり――、どんどん「愛されないスパイラル」にハマってしまうのです。

ですから、もしも本当に幸せで充実した、いい恋愛をしたいのであれば、「外見的な美しさ」を磨くことよりも、まずは「腸」をきれいにすること。そうすれば、自律神経は整い、ファッションの判断も好きになる人の判断も間違えなくてすみますし、自然にいい恋愛ができるようになるはずです。

また、いい恋愛をしたいあまりに「きれいになりたい、痩せたい」とストイックに思いつめるのも、あまり得策ではありません。あまりに思いつめると、心の余裕がなくなり、結果、自律神経のバランスを乱してしまい、いくら痩せて美しくなったとしても、愛される魅力を大きく損ねてしまうからです。

いい恋愛をつくるのもすべては自律神経で、まずは「腸」をきれいにすること。それをぜひ意識してください。

魔性の女とはじつは、「自律神経レベルが高い人」

極端な言い方をすれば、男にとって自律神経が高いレベルで安定している女性ほど怖いものはありません。そういう女性は心に余裕があるので、相手の男性をきちんと観察しているし、その結果、「男心を上手にコントロールすることができる」からです。

先日あるテレビ番組で実験をしたのですが、自律神経が安定している女性と安定していない女性を比較すると、まず「会話のうまさ」からしてまったく違います。自律神経が安定している女性は相手の話をよく聞いているので、相槌《あいづち》を打つタイミングも発言するタイミングもとてもうまい。ですから、話しているほうは自分が話し上手になったかのように気分がよくなり、会話もどんどん盛り上がります。一方、安定していない女性は相槌も発言のタイミングも拙《つたな》いので会話も弾まず、やがてその場の雰囲気もとても白けたものに。でも、その女性に自律神経を安定させる呼吸法をやってもらい、もう一度会話をしてもらうと、本当に見違えるように聞き上手に変身したのです――。

僕自身も、この実験をして改めて驚いたのですが、つまり、**自律神経の差はこれほどの「魅力の差」になって現れるということなのです。**

ですから、たとえば、それほど美人というわけではないのに、すごくモテるとか、男を虜《とりこ》にしてしまう「魔性の女」といわれるような女性はよく見ると、だいたいみんな、自律神経のバランスが非常に高いレベルで安定しています。また、そういう女性は間違っても、相手から来た誘いやメールにすぐに応えるようなことはしません。相手をゆっくり観察して、いい意味での駆け引きをする余裕があるから、まさに最高のタイミングと言葉で相手に応えます。そして、ますます相手の心を虜にしてしまう。一方、乱れている人は、誘いに深く考えずに応えたり、相手がひいてしまうような長文のメールを何度もしつこく打ったりしてしまう。それで結局、失敗してしまうのです。

つまり、魔性の女もやはり自律神経だったのです。ただ、もちろんみなさんは「魔性の女」を目指す必要などはまったくありません。**自律神経を安定させる＝相手を観察するぐらいの心の余裕を持つこと＝恋愛をうまくいかせるひとつのコツだと意識する**だけで、もう十分です。それで恋愛上手の方向に変われるはずです。

最後に話す――これが自分を最高にきれいに見せる方法

デートや合コンやパーティのとき、自分を最高にきれいに見せる方法があります。それは、その場にいる人の中で最後に話をすること。つまり、このときのキーワードもじつは、「ゆっくり」なのです。

合コンでもパーティでも自分が先頭に立つと、しゃべりすぎたとか、はしゃぎすぎたとか、飲みすぎたとか、ほとんどの人はあとで後悔しています。ところが、周りの状況を見てからゆっくり動き出し、最後に口を開くようにすると、必ずといっていいほど、すべてがうまくいく――。なぜなら、最初にその場の状況をきちんとつかみ、自分の立ち位置もわかっているから、無駄なことを話さないし、立ち居振る舞いもしっかりとポイントをつかむことができるからです。

そして、動くことも話すこともすべてにおいて「ゆっくり」を意識していると、自律神経は整い、「コミュニケーションの反射能力」も高まり、心も体も、ますますいい方向に動き出してくれます。

つまり、**すべてにおいてゆっくり動き、できるだけ最後に口を開く、いわゆる「後出しジャンケン」を意識する。**それが、どんなときでも自分のペースをつくり出し、自分を最高にきれいに見せてくれる方法なのです。

5人のボーイフレンドをつくることが恋愛の護身術

基本的には、恋愛はどんな恋愛もすばらしいものですが、あまりに執着しすぎると、残念ながら自律神経を乱し、悪い方向にどんどん動いていってしまいます。視野が狭くなり、相手と自分への客観的な視点もなくなり、仕事も手につかず、相手以外のことはまったく見えなくなってしまう。それがじつは、「恋は盲目」＝「ラブ・イズ・ブラインド」のひとつの意味なのです。

そして、「ラブ・イズ・ブラインド」にならないようにするのが、この「恋愛の護身術」。その**第一のポイントは、「恋愛においては自分の理性を信用しないこと」なのです。**たとえば、どんなに執着をしてはいけない、夜中にしつこく電話をしてはいけないと思っても、恋に盲目になっているときは、それを理性で抑えるのはほとんど無理ですよね？　ですから、そこは無理だと諦めて、そうなる前に先手を打っておくのです。

一人に集中してしまうから、執着が強くなって、理性を失ってしまう。ですから僕は、恋愛で傷つきたくないという人には特に「できれば5人ぐらいのボーイフレンドをつくって、広く浅い恋愛をしてください」とおすすめするのです。これは、一見、恋愛の純粋性を否定しているようですが、じつはそうではありません。広く浅くいろいろな人とおつき合いをしていく中で、自分の見る目も養われるし、「相手と自分を第三者的に見る冷静さや客観性」も培われる。その結果、最終的には、「ラブ・イズ・ブラインド」にならない、とてもすてきないい恋愛に結びつける。ですから、この恋愛の護身術は、恋愛で失敗しないための「究極のリスク管理」でもあるのです。

失恋したら生活のリズムを整える

また、それでも恋を失ってしまったら、その失恋の痛手をいち早くリカバーするのも、鍵はやっぱり、「リスク管理」と「自律神経」です。

いつもすてきな恋愛をしている、いわゆる恋愛上手といわれている人は、たとえどんなにその恋愛がうまくいっているときでも、「いつかは別れることもある」と、必ずどこかで考えています。そして、万が一、本当に失恋してしまったら、いち早く、自分の心身をリカバーする方向に動き出す。たとえば、髪を切ってリフレッシュするとか、ネイルサロンに行って、とびきり美しいネイルをしてみるとか。そんなふうに日頃から、どうすれば自分の自律神経が上がるかを心得て、「恋愛のリスク管理」が万全にできているのです。

でも、それはじつは、それほど特別なことではないのです。もちろん、その恋愛がすばらしければすばらしいほど失ったときの痛手は大きいし、今日からすぐに立ち直るということは、とてもできない相談です。

でも、そんなときほど、自律神経に意識を向けて、「生活のリズム」をもう一度、整えてみてください。なぜなら、失恋して一番乱れているのは「心と体のリズム」で、そのリズムを何よりも早くリカバーしてくれるのが、生活のリズムだからです。

ですから、究極の恋愛の護身術も、やっぱり自律神経です。もっといえば、**日頃から、生活のリズムを意識しておくこと、それさえできていれば、失恋の痛手もまったく恐れるに足りません。**なぜなら、もし失恋で乱れても、この本でご紹介しているさまざまな日々の習慣、呼吸トレーニングや朝食、日記を書くなど、毎日決めたことをつづけていれば、必ず復活できるからです。そして、いつのまにか、恋愛なんて時が解決するのだとわかり、失恋する前よりももっとずっと魅力的な、すてきな恋愛ができる女性に変わっているはずです。

いい人間関係をつくりたいなら、まずはいい自律神経にする

「類は友を呼ぶ」という諺《ことわざ》がありますが、いい自律神経も同じこと。そして、すばらしいことに、いい自律神経はいい自律神経をどんどん呼んでくれます。

たとえば、会社を訪問したり、レストランやブティックに入ったとき、その社長やオーナーが自律神経が安定していて感じがいいと、だいたいその会社やお店の他の人たちもとても気が利いて感じがいいですよね？　それもまさに「いい自律神経が、いい自律神経を呼んだ」という好例です。

ですから、もしもみなさんが、心身ともにすてきな人たちと出会いたいと思っているのであれば、自分自身の自律神経をいい方向に整えること、それが最速・最高の方法です。なぜならみなさんの自律神経がよくなれば、自然に周りにも、自律神経が高いレベルで安定した、エレガントで頭のいいすてきな人たちがどんどん集まってくるようになるからです。

また、みなさんが自律神経を整えることで、今ある周囲の環境も、信じられないほどよい方向に変わっていきます。なぜなら、**いい自律神経は、周りにものすごく影響するからです。**たとえば僕の病院にも、とても自律神経のバランスがとれた看護師さんがいるのですが、その人が一人いるだけで、不思議なぐらい、そこにいる医師も患者さんも、みんなの顔が和やかに、また笑顔になります。そして、みんなの仕事の能率もものすごく上がります。つまり、いい自律神経とは、本当にそこまですばらしいものなのです。

逆に、**自律神経が悪い人が一人いると、職場や家庭や社会でも、いかに周りまで悪くしてしまうか——**。それは、ちょっと振り返れば、頷《うなず》けることが多々あると思います。ですから、自分を変え、周りの環境や社会を少しでもよい方向に変えるためにも、ぜひ、平常心＝いい自律神経を意識してください。そうすれば、みなさんの周りにはいつも美しく幸せで豊かな人生が、必ずつくられていくはずです。

パートナーを出世させる女性

先程も少し述べたように、女性というのはじつは、この社会のキーマンだと僕は考えています。日本はまだまだ男性社会だといわれていますが、それでも、その男性を育てているのは、じつはずーっと女性です。

歴史的な人物でいえば、豊臣秀吉の正室・ねねや、徳川二代将軍の正室・お江などが有名ですが、彼女たちに限らず、**「あの人は男を出世させる」と称賛された女性は、みんな、**

本当に高いレベルで自律神経が安定している女性だったと思います。だから男性は、それに影響されて、自分の能力を100%以上発揮できるようになり、結果、出世や成功を手にできたというわけなのです。

現代でいえば、プロゴルファーの青木功さんの奥さんのチエさんも、本当にすばらしいなと思います。青木さんご夫妻を見ていると、青木さんの成功はこのチエさんあってこそだとはっきりわかるくらい、青木さんの自律神経を見事にコントロールしていらっしゃいます。ですから、青木さんは70歳を目前にされた今でも本当に若々しく、すばらしいプレーを続けることができるのだと思います。

自律神経を安定させてくれるのがベストパートナー

自律神経にスポットを当てれば、ベストパートナー選びにもだんぜん間違いがなくなります。たとえば、パートナーを選ぶとき、男性、女性ともに「価値観や趣味が合う人」などの条件をよくあげますが、じつは、それは本当のベストパートナーを選ぶコツではありません。なぜなら、いくら価値観や趣味が合っても、その人といるとなんだか気分が落ち着かない、気分が上がらないというのでは、せっかくの自分のよさがまったく引き出されなくなってしまうからです。

ですから、恋愛でも結婚でも、価値観が合うとか趣味が合うというよりも、まずはその人といるとなぜか自分の自律神経が安定し、心も体ものびのびと楽しく元気になれる——という人を選んでください。つまり、本当のベストパートナーを得るコツ、それは「自分の自律神経を安定させてくれる相手を選ぶこと」なのです。

Chapter 12

「ファッション」

お洒落は自律神経のパワーを上げる

お洒落で自律神経のトータルパワーを上げる

お洒落をすること、それはみなさんの自律神経を整えてくれる、本当にすばらしい方法のひとつです。しかも、エステや美容院やネイルサロンに行って、自分の体や髪や爪をきれいに整えるのは、みなさんの自律神経のトータルパワーも上げてくれます。なぜなら、そういう**お洒落で「自分にちょっとした変化をつける」というのが、心をリフレッシュし、副交感神経を上げてくれることになるからです。**

ですから、よくいわれる「髪を切ると気分が変わる」というのも、その理由です。「髪を切る」という普段とちょっと違う行動をとることによって、自律神経が整う。もっといえば、「髪を切る」と決めた時点ですでにその人の自律神経はよい方向に変わっている。しかも、髪型の変化は自分だけでなく他の人の目にもつきやすいので、「変化」が実感でき、さらに自律神経によい影響を与えます。結果、自律神経のトータルパワーが上がり、心はリフレッシュし、心も体もきれいになる――というわけなのです。いまだ女性のあいだで人気の高い映画**「ローマの休日」で、ヒロインのオードリー・ヘプバーンが髪をばっさり切るシーンなども、まさにそれです。**あの名シーンは、髪を切ったことで自律神経のトータルパワーが上がった象徴的な例でもあると思います。

でも、ヘアスタイルを変えなくても、たとえばちょっとメガネを変えてみたり、ネイルの色を変えてみたり、そんなちっちゃなお洒落でも、もちろん大丈夫です。大切なのは、自分が何かペースがつかめないというときには、とにかく「お洒落の力」を味方にすること。ぜひ、お洒落を楽しみながら、自律神経のトータルパワーをどんどん上げてください。

自分の実力を一番発揮できる服が究極の勝負服

自律神経的にいえば、着ていて心地いいもの、気分が上がるものが、その人を一番美しく見せてくれるファッションです。ですから、よくいわれる「勝負服」という発想は、少し見直したほうがいいと、僕は思います。勝負服というのがもしも普段はめったに着ないようなもので、少しでもそこに窮屈さを感じるのなら、それはすなわち「最高の自分を出せない服」ということになるからです。

僕がいつも思うのは、そもそも「勝負服」という発想があるから、たぶん会話もうまくいかないし、相手を見る目を間違ったりするということです。なぜなら、そこでもう自律神経がとても乱れてしまっているからです。

ですから、「勝負服」という言葉はもうみなさんの人生から排除して、その時々で、「自分が一番実力を発揮できる服」を見つけること。**心地よくて、自分の自律神経を最高に安定させてくれるファッション、それを自分なりに見つけておく。**そうすれば、たとえば会議でのプレゼンでも、大切な人とのデートでも、どんなときでも、最高の自分を演出できるはずです。

また、**翌日着る服は必ず前日に準備すること。**それも、いつも最高の自分を演出するポイントです。まず、前日に準備すると、服装を選ぶときの「心の余裕」がまったく違います。ですから、自分の服装の細部まで、きちんとチェックし、コーディネイトできる。しかも、翌朝バタバタしなくていいので、自律神経もより安定し、結果、すべてにおいて最高の自分を演出できるようになるからです。

気持ちが落ちているときは、無理せずフィットする色を

気分を高めるためには、よく明るい色を着たほうがいいといわれますが、本当に自分の気持ちが落ちているときは、無理に明るい色を着る必要は、ありません。それよりも、た

とえ暗い色でも、自分の気持ちにフィットした色を選ぶほうがよいのです。なぜなら、**「無理」は、自律神経の安定を乱す大敵だからです。**

とことん気持ちが落ちているときは、その流れに身を任せる。無理にがんばるとか、極端に変化をつけるとか、それは心にも体にもかえって逆効果です。ですから、「今の自分は暗めの色のほうが気持ちにしっくりフィットするな」と思ったら、どうぞ素直にその色を選んでください。そのほうが、必ずみなさんを美しく見せてくれます。

ピンキーリングは最高のパワーアクセサリー

第9章「生活習慣」でも述べましたが、手首（表側）から指3本分ぐらい上の部分には、副交感神経の働きを効果的に高めてくれるツボがあります。ですから、そこに何かをつけると、副交感神経が、高まり、とても自律神経が安定します。野球選手がリストバンドをしていたり、プロゴルファーがわざと時計をしているのも、じつは、そのためなのです。

また女性のみなさんには、小指にする指輪＝ピンキーリングが一番おすすめのアクセサリーです。

小指には自律神経の生命線のような経絡＝ツボがあるので、そこにきれいなリングをつければ、ツボが刺激され副交感神経が高まります。

つまり、ピンキーリングは、自律神経を整えるにはとても有効で、じつは女性にとっては最高のパワーアクセサリーなのです。

自律神経を整えるファッションのポイントは、足もと

さらに、自律神経を整えるファッションのポイントをひとつだけあげるとすれば、それは、足もと＝靴です。これは女性に限らず、男性でもそうなのですが、足もとに意識を向けると、本当に、すべての仕事がうまくいくようになります。

よく一流ホテルや高級料亭で、そのお客さんの人となりを判断する一番の基準は「靴」だといいますが、僕から見ても、それはとても納得がいきます。なぜなら、靴は洋服やメイクなどと違い、いわば「一番目につきにくいところ」。そこをきれいに意識しているということは、その人が見えないところまできちんとしている、つまり、**すみずみまで意識が行き届いた自律神経のバランスが安定した人物だという証だからです。**

僕がイギリスの病院で働いていたとき、一番感動したのは同僚のインド人研修医の靴でした。人としても医師としても、とても能力の高かったその人の靴はいつもピカピカで、まさに「ディテール＝足もとに神宿る」だと、本当に感心したものです。

でも、別に高価な靴を無理して買う必要はありません。要は、「いかに靴をきれいに手入れするか」が、ポイントなのです。ですから、身だしなみを整えたり、心を引き締めてリフレッシュしたければ、まずは靴をピカピカに磨いてみてください。信じられないぐらいの効果があります。

ショッピング上手になるための買い物カレンダー

究極に自律神経が整ったお洒落上手な人は、ショッピング上手でもあります。そして、そのコツは、年間の「買い物カレンダー」をつくることです。

春、夏、秋、冬と、一年を4シーズンに分けて、そのとき、自分が本当に必要でほしいと思う洋服や靴や小物などを、1枚の紙に書いてまとめておく。そして、「あ、もうすぐ春だな」と思ったら、その買い物カレンダーをもとに、ショッピングに行く。そうすると、ショッピングで疲れてへとへとになるということもなくなりますし、衝動買いの失敗も無駄買いもなくなり、さらにクローゼット全体の質も、格段に上がってきます。なぜなら、「買い物カレンダー」をつくることで、みなさんの中に「ショッピングの計画」がしっかり意識されたからです。

自律神経を整えるためには、「計画を立てること」が、とても有効です。なぜなら、何かを計画する＝目的を持つだけで、もうみなさんの自律神経は安定してくるからです。しかも、ショッピングの「計画」を決めると、何を買いたいか目的がはっきりしているので、時間も短縮されます。また、ほしいものを見つけて目的が達成されたとき、充実感も生まれます。

ですから、自分をお洒落に変えたいなら、まず年間の「買い物カレンダー」をつくってみてください。そうすれば不必要な洋服をクローゼットに増やすことなく、自然にお洒落のちょっとした冒険もできるようになります。なぜなら、買い物カレンダーをつくることで、自分のクローゼットの中身も把握できているので、「これまでの自分が持っていないもの」もよくわかるからです。**「買い物カレンダー」でまずはベースをつくり、その上で、ふと出合って心惹かれたこれまでの自分にはなかったような新しいものをちょっと加えてみる。**それが、究極に自律神経が整ったお洒落の極意です。

Chapter 13

「環境・インテリア」

色、香り、インテリアで心を整える

片づけは毎日テーマと時間を決めて30分ずつ

何かを片づける、整理するというのは、気分をすっきりさせてくれますし、自律神経もとても安定させてくれます。なぜなら、人は片づけをしているとき、自然に深く、いい呼吸をするようになるからです。ですから、昔からよくいわれてきた「迷ったとき、悩んだときは、まず片づけをしろ」というのは、まさに真理なのです。

ただ、自律神経を整えるためには、片づけ方にもコツがあります。それは、一気にやるのではなく、「毎日時間を決めて30分ずつ片づけること」。これが、ベストです。なぜなら、これまでも述べてきたように、自律神経の安定のためには「極端」とか「急激な変化」は、かえってマイナスになります。また、人間の集中力はもって1時間半。ですから、**あまり一気に片づけると、本当に捨てていいものかどうかの判断を間違えたり、迷ったりして、すっきりするどころか、かえって疲れてしまったり、途中で挫折してしまったりするのです。**

また、時間を決めることがなぜいいかといえば、それが生活にいいリズムを与えてくれるからです。たとえば僕の場合は、毎日午後3時頃、ちょっと頭が疲れてきたなというときに、「今日は鞄の中」「今日はペンケースの中」「今日はこの本棚の1段分を並べ替えてみよう」など——、**その日の片づけのテーマ=目的を決めて、だいたい30分、片づける**ようにしています。すると、疲れていた頭がすっきりして、日々、自律神経のトータルバランスが上がっていくことが実感できています。

また、最近、ちょっとイライラしがちだな、気持ちの余裕がないなと思ったときは、靴箱の整理をするのもおすすめです。何かに行き詰まって「あ、ちょっと気分を変えたいな」と思ったら、まずは靴箱の整理をしてみる。靴箱の中の靴の一足でもいいのできれいに磨いてみたり、古くなった靴を処分してみたり——。そうやって、足もとの整頓をすることは、本当にリフレッシュの第一歩になります。それをやることで不思議なぐらい心に余裕が生まれ、クローゼットや部屋の整理も、自然にできるようになるのです。

季節感のある色を部屋に取り入れる

心を落ち着かせる色といえば、まずは緑。緑を見ると、ほとんどの人はほっとするので、医学的にも使います。緑のような自然な色というのは、副交感神経の働きを高めて、自律神経のバランスを整えるにはとても向いていると思います。ただし、誰にとってもつねに緑がベストかといえば、決してそうではありません。

自律神経を整えるということでいえば、僕は、「季節に合った色」を選ぶのがベストだと思っています。たとえば夏の暑いときに真っ赤な色を見ていると、ますます交感神経が上がってしまいます。やはり、暑いときは、青とか白とか、目にした瞬間に涼しさを感じるような色が、副交感神経を上げてくれるのです。

ですから、**部屋に入ってまず目にするところに、その季節感のある色、その季節において心地よいと感じる色のものをちょっと飾っておくというのは、自律神経美人になるためのひとつの工夫、生活の知恵だと思います。**

一輪ざしが心を落ち着かせてくれる

花や植物は、何でもすばらしいものだと思いますが、最近、僕が改めて感動したのは、一輪ざしのパワーです。花束ではなく、あえて一輪。そうすると、花がより語りかけてきてくれるような気がします。ですから、何か嬉しいことがあったときだけでなく、落ち込むようなことがあったときも、ちょっと一輪、花を飾ってみてはいかがでしょうか。きっと、その一輪があるだけで、みなさんの部屋はとても心落ち着く、副交感神経を上げてくれるものに変わるはずです。

心地よい香りは自律神経を整える

心地よい香りというのも、やはり、副交感神経の働きを高め、自律神経のバランスを整えてくれる大きな力を持っています。好きな香りをかぐと、末梢の血流がよくなり副交感神経が上がるということは、実験で証明されているのです。

昔の人が心をしずめたいときにお香をたいたり、アロマをたいたりしてきたのも、潜在的に、それらが自分の自律神経を整え、美しさや健康、さらには仕事の能力や集中力を高めてくれること、つまり香りのパワーを知っていたからなのだと思います。

ですから、僕も香水選びには、案外、こだわります。そして、好きな香水は何種類か、仕事場にも置いておきます。**ふっと気分を変えたいとき、自分の好きな香水やコロンをさっとひとふりするだけでも、自律神経のバランスはぐんと整うからです。**

古来から、「美しい女性は（あるいは男性も）いい匂いがする」というイメージがありますが、それは自律神経的に見ても、まさに真理だと思います。服装だけではなく、見えない香りにまで気を配る、**そういうセルフイメージが、心の余裕になり、それが自律神経を整え、さらにその人を魅力的に美しくしてくれるからです。**

また、腸のゴールデンタイムや、15分の半身浴のとき、好きなアロマをたいたり、心が安らぐような香りのハーブティーを飲んだりするのも、とても効果的です。

さらに、香りは音楽と同じぐらい記憶とダイレクトに結びついているので、たとえばいい思い出を呼び覚ましてくれる＝すてきなタイムスリップをさせてくれるアイテムとしても、とても有効なのです。

ロックは自律神経が一番整う音楽

音楽も、自律神経に非常に大きな影響を与えてくれます。そして、ちょっと意外かもしれませんが、ジャンルでいえば、「ロック・ミュージック」が自律神経を一番整えてくれる音楽です。ですから、焦ったり、パニックになったりしたときは、よくいわれるアルファ波の出る癒し系の曲ではなく、最近でいえばレディー・ガガのような、軽やかなビートが効いたロックを聴くほうが、むしろおすすめです。なぜなら、**ロックのビート＝規則的なリズムが、自律神経のバランスを安定させるにはとてもいいからです。**僕も最近、あまりにも仕事で疲れたときは、ソファに寝転がって、レディー・ガガを聴いています。そうすると、不思議なぐらい疲れが取れてきます。

とはいえ、音楽ではロックだけがおすすめというのでは、もちろんありません。そのとき、自分がすごく聴きたいと思うもの、好きなものを聴くことが何よりです。たとえば、あまりにモチベーションが下がって、うつうつとした状態になっているときは、無理に激しいロックを聴く必要はまったくありません。クラシックでも、ジャズでも、ポップスでも、そのとき、聴きたい曲を聴いてください。それが、音楽で自律神経を整える秘訣です。

そして、**「思い出の曲」というのも、自律神経にとってはとても強い味方です。**なぜなら、たとえば自分がすごく充実していたときによく聴いていた曲、そういう思い出の曲を聴くと、その音楽の力で、自律神経を一瞬にして当時のとてもよかった頃のレベルに戻してくれるからです。

ちなみに**本当に集中したいときは、メトロノームです。**あれをカチカチ動かしていると、すごく集中できる。なぜなら、一定の速度のもの、リズミカルなものは、自律神経を安定させて、集中力を高めてくれるからです。

家の中でも、水と緑で自分だけのパワースポットをつくる

最近、「パワースポット」が女性の人気を集めていますが、自律神経的には、きれいな水と緑がある空間は、すべてパワースポットになりえます。なぜなら、世の中のパワースポットと呼ばれているところは、ほとんどがきれいな水と緑のある場所だから。つまり、人はそういうところに行くと、自然に、自律神経が安定するんですね。

また、水と緑だけではなく、「空間」というのも、すごく重要です。たとえば、人間は誰でも、宇宙の中に一人でいるような、そういう広大なところにいると、本当に副交感神経が上がってきます。なぜなら、そういう広大な空間に身を置いていると、どんどん大局＝全体が見えるようになるからです。ですから、もしも家の中に自分だけのパワースポットをつくりたければ、極端にいえば、きれいな水が流れるようなおもちゃと広大な草原か海の写真を飾ればいい。それでも、十分にパワースポットの役割は果たします。

ですから、**自律神経的にいえば、わざわざ遠くのパワースポットに出かける必要はまったくないのです。むしろ近場でも、自分が心からくつろげる居心地のよい場所、そここそ**

がみなさんのパワースポットです。たとえば学生時代から通っているカフェとか、行きつけの和食屋さんとか、お気に入りのバーとか。あるいは、近所の神社でも海でも丘でも公園でも同じこと。要は、そこに行けばいつでも自分をリセットできる、そういう場所をひとつでもつくっておくこと。自律神経のためには、それが一番、大切なのです。

心が休まる風景や人の写真を飾る

たとえば、美しい珊瑚礁《さんごしょう》の写真とか、大好きな映画のポスターや、大切な家族の写真など、何かワンポイント、それを見るだけで心休まるようなものを、仕事のデスク周りや、自分の部屋に置いておくと、それだけで、自律神経のバランスはすごく整ってきます。つまり、目から入ってくる情報は、それが写真でも絵でも、とても大切なのです。

ですから、海外の映画を観ていると、どんなに仕事一筋のキャリアウーマンでも、机の上や自宅のリビングには、家族や恋人の写真、あるいは好きな画家の絵が飾ってあったりします。そういうものが、自分の自律神経のバランスを整え、心身を美しく、さらには仕事のパフォーマンスまで上げてくれることを知っているからなのです。

心が休まるものをいつも身近に。それもやはり、みなさんだけのパワースポットになってくれます。

Chapter 14

「休日の過ごし方」

自律神経のトータルバランスを上げるには

リフレッシュには最高のパワースポットである美術館へ

休日に自分をリフレッシュさせたいときは、美術館や博物館に行くのも、とてもおすすめです。なぜかといえば、美術館や博物館のあの空間はそれ自体、自律神経のトータルバランスを上げてくれる最高のパワースポットのひとつだからです。

昔の画家というのは、何かあると美術館に行って、そこで自分のモチベーションを高めたり、創作のインスピレーションを得たそうですが、それはたんに他の人のすばらしい作品を観て刺激を受けたからではないと、僕は思います。画家はおそらく美術館という空間で、自分を客観的に見るトレーニングをしていたのだろうと思うのです。

美術館には、ある意味、日常からかけ離れた空間があります。しかも、だいたいにおいてとても天井が高い。ですからその中に身を置くだけで、なんとなく自分を客観的に、第三者的な視線でとらえられるようになる。それが、美術館が最高のパワースポットのひとつであると、僕が言う理由なのです。

日本には伊勢神宮をはじめとする有名なパワースポットがたくさんありますが、じつはごく身近にある美術館も、最高のパワースポットなのです。ですから、自分を変えたいとき、自律神経のトータルバランスを上げるトレーニングの一環として、休日にちょっと美術館に行ってみませんか？　もちろん美術館でなくても、教会でも神社でもOKです。要は、**ちょっと非日常な空間を体験できる、自分を第三者的に見つめる視点をくれる場所なら、どこでも自律神経のトレーニングになります。**

細胞を活性化するために、あえて人ごみに行く

僕も、人ごみはとても苦手です。たとえば、イギリスでの留学を終えて帰ってきたとき、池袋の人ごみを一瞬見ただけで、本当に酔ってしまったぐらいです。でも、そんな僕でも、休日はたまに、あえて人ごみの中に出向いていくようにしています。なぜなら、これもまた、自分の細胞を活性化させてくれる、いいトレーニングになるからです。第9章の「時計遺伝子」のところでも述べましたが、時計遺伝子を活性化させ、細胞を活性化させるためには、あえて自分にストレスを与えることも、とても大事なのです。まったくストレスがないと、どんどん時計遺伝子が死んでいってしまう。何もせずぼーっとしていると、体のラインも頭の中もどんどんゆるんでしまうというのは、つまり、それが原因なのです。

医学のリハビリでも、必ず適度なストレスを与えつづけるように、**みなさんも自分のリ**

ハビリだと思って、たまには人ごみの中に出かけて行ってみてください。もちろん無理をする必要はありませんが、たとえばちょっとだけ、人ごみの中に身を置いてみる。そうすると、みなさんの休日だけでなく、細胞もどんどん活性化し、充実してきます。

翌週の自分を整える「日曜の夜9時以降の過ごし方」

美術館に行く、人ごみの中に出てみる、あるいは好きなゴルフや趣味を楽しむ――。どんなことでもいいので、休日に何かひとつテーマ＝目的をつくると、それだけでみなさんの休日は見違えるように充実します。

でも、貴重な休みをさらに充実させるためには、日曜の夜9時以降の過ごし方、つまり、休日の終わりの過ごし方もとても大切です。そして、その夜9時以降は、とにかく明日からの準備に集中すること、それが最大のポイントです。

夏休みの最後の日などもそうですが、人はだいたい、日曜の夜6時ぐらいになると、「ああ、また明日から学校だ、仕事だ……」とうつうつとした気分になります。でも、そのままにしておいたら、翌週のみなさんは、まさに最悪な自律神経でスタートを切ることに。ですからそうならないためにも、**日曜の夜9時以降はぜひ、明日からの準備に集中する意識を持っていただきたいのです。**

手帳を見て、来週の予定をもう一度チェックする。それから明日の服装の準備をする。また、遊びの疲れがまだ残っているのであれば、ゆっくり半身浴をし、ストレッチなどもやって体をほぐしておく。そうするだけで、心に余裕が生まれ、うつうつとした気分もいつのまにか晴れ、休み明けのみなさんは、さらにパワーアップしているはずです。

旅に出るときは、テーマ＝目的をひとつつくる

旅で「自分探し」をする。僕は、たしかにそれも自分を変えるひとつの方法としてありだろうとは思います。ただ、目的意識が何もない旅というのは、あまりおすすめできません。なぜなら、目的のない旅ほど何も残らないものはないからです。

遺跡を見る、美しい海に潜る、美術館に行く、ミュージカルやオペラを観る、あるいは以前から憧れていたレストランで食事をする——、別に旅の目的は何でもいいのです。でも、旅の目的＝テーマをひとつ決めた時点ですでに、みなさんの旅は50％、充実している

のです。なぜなら、**「目的」を持つことが自律神経のトータルバランスを上げてくれるからです。**

ただし、あまりにテーマをたくさん詰め込みすぎる、スケジュールびっしりの旅も、あまりよくありません。自律神経に「バタバタ」は禁物。ですから、旅のテーマはできるだけひとつか2つにし、ゆったりとしたスケジュールを組むことが、ベストです。

また、何かから逃げる旅も、残念ながら、心身ともにマイナスの効果しか期待できません。旅は逃げではなくて、自分のトータルバランスを上げてくれるトレーニングだと意識して、どうぞポジティブな気持ちで旅に出てください。そうすれば、みなさんの旅はこれまで以上に豊かで充実した癒しと発見に満ちたものになるはずです。

Chapter 15

「四季の過ごし方」

自然の流れに身を任せる

春は「計画性」を持って五月病予防を

春はすべての生命が芽吹く季節。なんとなく心もうきうきしてきます。でも、その一方で、案外と、体調を崩しやすい季節でもあります。なぜなら、春は「三寒四温」といわれるぐらい、気候がとても激しく変化します。また、新学期、新年度など、環境の変化も多く、それが、自律神経を乱しやすくするからです。

そんな春のキーワードは、「ゆっくり」です。また、色では、心を落ち着かせてくれる「緑」を意識するといいでしょう。さらに、森林をイメージしながらの深呼吸を取り入れてみるのも、一案です。

また、いわゆる「五月病」の一番の対策は、ゴールデンウイークの計画を早めに立てておくこと。環境の変化が激しい春は、気がつくと周りに流され、生活のリズムを崩しがち。そして、そのままゴールデンウイークという大型連休にぶつかってしまうので、心身ともにガクンと下がり、五月病になりやすくなってしまうからです。

もちろん、計画の内容はちっちゃなことでもかまいません。要は、**計画＝目的をつくることが大切なのです。**目的があると、それだけで心の余裕ができ、自律神経のバランスも整います。変化にもスムーズに対応でき、生活のリズムも自然に整ってリズミカルになってきます。しかも、早めに計画を立てたことにより、せっかくのゴールデンウイークもダラダラと無為に過ごさなくてすみ、充実します。そして、春の大型連休明けのみなさんは、以前よりもっとパワーアップしているはずです。

梅雨と夏を快適に過ごすコツ

日本の梅雨、女性のみなさんにまず意識していただきたいのは、**適度な運動と楽しい食事です。**じとじととした天気のつづく梅雨は、なんとなく気分がふさぎ、副交感神経も下がりがち。そんなとき、適度な運動をしたり、楽しい食事をすると、わりとスムーズに爽やかな気分に戻れるからです。

また、夏の暑いときに気をつけていただきたいのは、光の浴びすぎと脱水です。ですから、夏はいつも以上に日焼け対策を心がけ、こまめに水を飲むよう意識してください。

日焼けは、シミやシワの原因になるだけでなく、じつは自律神経の大敵でもあります。なぜなら、炎症と脱水症状を引き起こす日焼けは、ものすごく交感神経を上げ、結果、自律神経を大きく乱してしまうからです。

ですから、アウトドアが好きな方も、基本的には、日焼け＝自律神経の大敵だと心得て、できるだけ日焼けしないよう意識してください。この本で「時計遺伝子」の活性化には太陽の光を浴びることが大切だと述べましたが、太陽の光を浴びるのと日焼けは別です。海辺のリゾートライフを楽しむときも、くれぐれも日焼け対策は万全に。そして、もしうっかり日焼けしてしまったら、いつも以上に水をこまめに飲んで、脱水を防ぐこと。それから肌は、特に保湿に注意をはらってください。そして、できれば医師に相談して、できるかぎりの日焼けのアフターフォローをすることをおすすめします。

そして、暑さでだるくなりがちなとき、色でいえば、やはり白や青などが清涼感を与えてくれて、自律神経もいい方向に整えてくれます。たとえば、寝具をブルー系に変えてみるのも、一案です。

さらに、**暑さで食欲が落ちたときは、「赤色のもの」を意識してとるようにしてみてください。** たとえば、トマト、唐辛子、キムチ、イチゴ、スイカ……赤い色のものは不思議なぐらい、夏バテの予防になるものばかりなのです。

秋のキーワードは「自然」と「冬支度」

気候的にいえば、日本の四季の中で最も過ごしやすいのが秋。ただ、夏の疲れやエアコンの影響で、じつは自律神経のバランスが乱れやすい季節でもあります。そんな秋のキーワードは、「自然」。すすきや紅葉、十五夜の満月――、**秋の美しい自然に触れると、自律神経の調和=バランスも整いやすくなるからです。**

注意していただきたいのは、秋の過ごし方次第で、冬を快適に過ごせるかどうかが決まるということ。年末年始はクリスマスや大晦日、お正月というように、一年の中でも最も変化のある季節です。そこに潜む、日常生活との急激なギャップに注意が必要なのです。ギャップこそ自律神経安定の大敵だからです。**秋には、年末年始の目標や計画を立て、冬支度をして、変化に備える。**たったそれだけで、心身ともに気力に満ちた冬を迎えられるはずです。

また、色でいえば、街中ではモノトーン、自然の中ではライムグリーンやターコイズブルー、意外なところでは鮮やかなショッキングピンクなども、心を落ち着かせたり、気分を引き立ててくれたり、秋の乱れた自律神経をしっくりと整えてくれます。

年末年始を健やかに迎える冬の過ごし方

寒さで身も心も縮みがちの冬。この季節のキーワードは「あったかい」です。ですから、色でいえば、やはりオレンジや赤などの暖色系が、自律神経を効果的に整えてくれます。

また、12月に入ってからは、特に「来年1月の計画を立てること」を意識してください。

年末年始は、忘年会、クリスマス、お正月など、さまざまなイベントがつづきます。そうすると、その疲れが、1月に入ってからどーんと来たりする。それで体調を崩すというケースも多々あります。

そのどーんを引き起こさないために、翌年1月の計画を早めに立てておくことが、とてもいいのです。春の項でも述べたように、**計画を立てる=目的を持つことで、自律神経は安定し、急激な変化にも対応できるようになります。**なぜなら、先のことがわかっていると、心に余裕ができ、生活のリズムも崩れないからです。

ですから、12月に入ったら、来年1月の計画を立てる。これが年末年始を健やかに美しく過ごす、冬の過ごし方のコツなのです。

季節の変わり目は、流れに身を任せる

春から夏、夏から秋、秋から冬、そして冬から春――、じつはそういう季節の変わり目が、一年のうちで、最も自律神経が乱れやすいときです。なぜなら、季節の変わり目は、気候や気圧の変化も激しく、それがダイレクトに自律神経にも影響を与えるからです。たとえば、低気圧のときは副交感神経が下がってしまったり、逆に高気圧のときは交感神経が上がったり、それぐらい気圧と自律神経は密接な関係があるのです。

ですから、**季節の変わり目は、いつも以上に副交感神経を上げるように意識すること。**また、食事でいえば、特に季節に合った旬の食材を意識してとること。たとえば、秋から冬の変わり目でいえば、リンゴはぜひ、どんどん食べていただきたい食材のひとつです。ちなみに、リンゴのポリフェノールは赤い皮の部分に最も多く含まれているので、なるべくならよく洗って皮をむかずに食べることが、おすすめです。

さらに、季節の変わり目は、普段以上に「自然の流れに身を任せること」も、ポイントです。春の桜、夏の花火、秋のお月見など、日本には本当に四季の自然を感じられる季節の風物詩がたくさんあります。それにちょっと意識して触れてみる。日常の中に取り入れてみる。それがつまり、自然の流れに身を任せるということ。そして、環境や気候の変化

の中でも、自律神経をスムーズに整えてくれるコツなのです。

本当の自律神経美人とは、一年中、四季を通じて、自律神経が乱れず、高いレベルで整ったままの人です。でも、それは決して不可能なことではありません。これらのことをちょっと意識していただければ、みなさんはもう、そんな健やかで美しい人生へ大きく歩き出しているのです。

腸年齢がすぐにわかる問診表

各設問に対して、最も自分に近い選択肢を選び、設問の最後にある「腸年齢　採点表」にチェックします。トータルのポイントを実年齢にプラスマイナスしてください。その答えが、今のあなたの腸の老化具合を表した腸年齢です。

実年齢より下なら、かなり良好な腸内環境といえます。本文に書かれている習慣を取り入れて、現状の維持に役立ててください。また、実年齢より２～３歳上なら要注意です。10歳以上超えてしまった場合は、生活習慣を根本から見直す必要があるので、医師に相談してみてください。

Q1　普段の便の色は？

A　黄土色
B　茶色または焦げ茶色
C　黒に近い茶色

Q2　普段の便の形は？

A　太く長いバナナのような形
B　バナナより小さめ／細め
C　水っぽく泥状／小さくコロコロした形

Q3　トイレに行く時、便意は？

A　いつも強く感じる
B　それほど感じなくても行くことがある
C　トイレに入っても感じない時がある

Q4　1週間に便が出る頻度は？

A　ほぼ毎日
B　３～５回
C　２回以下

Q5　トイレに入ってから便が出るまでの時間は？

A　１分以内
B　１～３分
C　３分以上

Q6　便が出る時間帯は？

A　毎日同じ時間帯
B　ほぼ決まった時間帯
C　バラバラで不規則

Q7 便をした後、残便感がありますか？

A　ない
B　時々ある
C　よくある

Q8 便が臭いまたは臭いと言われることはありますか？

A　臭くない
B　時々臭い
C　いつも臭い

Q9 運動は？

A　週２回以上
B　週１回以下

Q10 睡眠時間は？

A　６時間以上
B　６時間未満

Q11 ストレスは？

A　あまり感じない
B　よく感じる

Q12 朝食は？

A　必ず食べる
B　食べないことが多い

Q13 食生活は？

A　どちらかというと野菜中心
B　どちらかというと肉中心

Q14 食事時間は？

A　毎日３食規則的に
B　不規則

Q15 発酵食品は？

A　毎日食べる
B　あまり食べない

Q16 リラックスする時間は？

A　半身浴や音楽鑑賞などで意識的につくっている
B　あまりない

Q17 タバコは？

A　吸わない
B　吸っている

Q18 水分は？

A　1日1リットル以上
B　1日1リットル未満

腸年齢　採点表

	1	2	3	4	5	6	7	8	9
A	−3	−3	−3	−3	−2	−2	−2	−2	−1
B	0	0	0	0	0	0	0	0	1
C	3	3	3	3	2	2	2	2	／

	10	11	12	13	14	15	16	17	18
A	−1	−1	−1	−1	−1	−1	−1	−1	−1
B	1	1	1	1	1	1	1	1	1
C	／	／	／	／	／	／	／	／	／

1〜18のトータルポイント　［　　　］

＋

実年齢　［　　　］

＝

腸年齢　［　　　］

自律神経のバランスを測定するチェックシート

各設問に対して、自分に近い選択肢をAかBより選び、各々のチェックの数を合計してください。今のあなたの自律神経の状態がわかります。今まで自律神経は測れないものでしたが、このチェックシートを活用すれば、日々の生活のなかで、あなたの自律神経の状態がわかり、今何に気をつければいいのかが一目瞭然となります。自律神経美人になるために、活用してください。

設問	A	B
Q1 朝の目覚め	良い	悪い
Q2 睡眠時間	6時間未満	6時間以上
Q3 寝付きは	悪い	良い
Q4 立ちくらみやめまい	ほとんどない	しやすい
Q5 胃痛や胸焼け	よくある	あまりない
Q6 頭痛や肩コリ	よくある	あまりない
Q7 週に2回以上運動	していない	している
Q8 食生活は	肉中心	野菜中心
Q9 手足が	冷えやすい	温かい
Q10 便通は	便秘気味	下痢気味
Q11 血圧	高め	低め
Q12 風邪を	ひきやすい	あまりひかない
Q13 タバコは	吸う	吸わない
Q14 体型	痩せ気味	太り気味
Q15 肌荒れ・吹き出物	できやすい	できにくい
Q16 花粉症やアレルギー	ない	ある
Q17 趣味が	ない	ある
Q18 性格は	活動的	のんびり
Q19 緊張	しやすい	しにくい
Q20 気分は	イライラしやすい	落ち込みやすい
Q21 会うと元気になると言われる	あまり言われない	よく言われる
Q22 気力	エネルギッシュ	湧かないことがある
Q23 集中力	割とある	あまりない
Q24 オンオフの切り替え	得意	苦手
Q25 意志	強い	あまり強くない
Q26 人間関係は	問題あり	良好
Q27 ストレスがあると	溜め込む	発散する
合計	A＝	B＝

あなたの今の自律神経バランス

	A	B
副交感神経優位	0〜7	20〜27
バランス良好	8〜11	16〜19
交感神経優位	12〜27	0〜15

副交感神経優位のあなたは・・・

車にたとえればブレーキの働きが上がっている状態で、体はリラックスしています。血管が適度な状態でゆるみ、血圧は低下していて、穏やかな気分が増しています。

バランス良好のあなたは・・・

自分のパフォーマンスを発揮できる最もよい状態です。ですが、年齢とともに自律神経は日々、バランスが崩れます。本文に書かれている習慣を取り入れる癖をつけ、そのバランスを維持しましょう。

交感神経優位のあなたは・・・

車にたとえればアクセルの働きが上がっている状態で、体は活動的です。血管がきゅっと収縮し、血圧が上昇していて、アグレッシブな気分が増しています。

あとがきにかえて　みなさんの輝く未来のために

僕は医師として、みなさんに後悔しない人生を送っていただきたいと、心から願っています。そして、そのための手助けになればと、この本を出版することを決めました。

本書は、これまで僕が、とりわけ高いレベルの健康・美しさ・精神力・パフォーマンスを必要とする、プロスポーツ選手、アーティスト、文化人へアドバイスさせていただいてきた最新のメソッドを、広く女性のみなさんのための「心と体の美と健康法」に落とし込んだものです。

ですから、どうぞ、迷ったときは一人で悩みを抱え込むのではなく、かかりつけのホームドクターに相談するような感じで気軽にこの本を開いてみてください。そうすれば、これまで一生懸命に生きすぎていた心と体が、少し楽になるはずです。そして、明日からは、もっと楽に、しかも美しく輝いて生きられるようになるはずです。

悩む必要なんて、一切ありません。本書を通して、「自律神経＝血流」を意識すれば、自ずと体が改善され、心身ともに健やかに美しくなっていきます。

そう、「意識」するだけで、問題はすでに50％改善しているのです。

この本が、みなさんにとって、いついかなる時も最高に心強い味方になれれば、一人の医師として、それに勝る喜びはありません。

２０１２年３月

小林弘幸

〈著者紹介〉

小林弘幸　1960年埼玉県生まれ。順天堂大学医学部教授。日本体育協会公認スポーツドクター。
20年以上に及ぶ、外科・移植外科、免疫、臓器、神経、水、スポーツ飲料の研究のなかで、交感神経と副交感神経のバランスの重要性を痛感。現在は自律神経研究の第一人者として、数多くのプロスポーツ選手、アーティスト、文化人へのコンディショニング、パフォーマンス向上指導にかかわる。
著書に、『なぜ、「これ」は健康にいいのか？』（サンマーク出版）、『便活ダイエット』（ワニブックス）がある。「世界一受けたい授業」（日本テレビ系）、「みんなの家庭の医学」（テレビ朝日系）など、数多くの番組に出演。

「これ」だけ意識すればきれいになる。
自律神経美人をつくる126の習慣
2012年3月20日　第1刷発行

GENTOSHA

著　者　小林弘幸
発行者　見城 徹

発行所　株式会社 幻冬舎
〒151-0051 東京都渋谷区千駄ヶ谷4-9-7

電話:03(5411)6211(編集)
03(5411)6222(営業)
振替:00120-8-767643
印刷・製本所:株式会社 光邦

検印廃止

ISBN978-4-344-02153-2 C0095
幻冬舎ホームページアドレス　http://www.gentosha.co.jp/

この本に関するご意見・ご感想をメールでお寄せいただく場合は、
comment@gentosha.co.jpまで。